비만록

肥滿錄

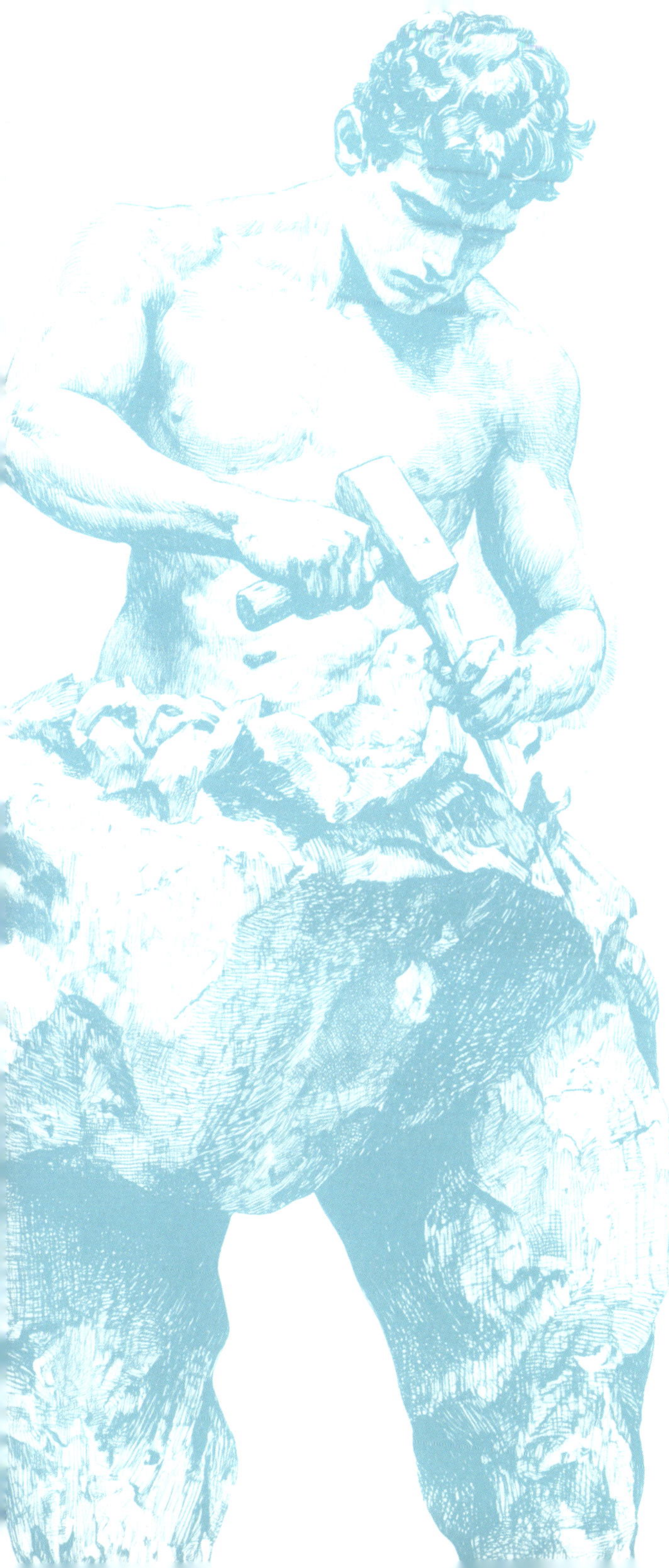

비만록

나는 마운자로를 맞는 의사다

장형우 지음

肥滿錄

아침사과

차례 「肥滿錄」

"형우야, 자식이 잘 묵는 거가
보기 싫은 부모가 어디 있겠니?
지금 네 몸을 좀 보래이.
그리 몸이 굵어 가지고 장개(장가)나 갈 수 있겠나?"

— 내 10대 어느 날, 다이어트 좀 하라는 어머니의 타박에
울분을 토하며 반발하던 나에게
아버지께서 한 말씀

•

"니는, 결혼해서 느그 아(애)가 커서
니한테 아빠는 뚱뚱하다고 말하는 순간
니 인생은 끝이다."

— 본과 4학년 무렵, 다음 해에 있을 결혼을 준비하며
나에게 다이어트를 시키던
어머니께서 한 말씀

추천사

교과서 밖,
진짜 비만 치료의 여정을 보여 준
'살아 있는 기록'

선배 의사이자 비만 전문가로서 수많은 환자를 만나 왔지만, 이 책은 첫 장을 넘기는 순간부터 남다른 몰입감을 선사했습니다. 저자는 '흉부외과 전문의'라는 무거운 타이틀을 잠시 내려놓고, 고도 비만 환자라는 또 하나의 정체성을 가감 없이, 그리고 아주 솔직하게 표현했습니다.

마치 누군가의 일기를 훔쳐보는 듯한 이 글은 단순한 투병기가 아닙니다. 고도 비만을 극복하기 위해 저자가 걸어온 긴 여정이 한 편의 흥미진진한 여행기처럼, 때로는 삶을 관조하는 인생 철학서처럼 다가옵니다. 그래서인지 단순히 재미로 끝나는 것이 아니라 책을 덮은 뒤에도 긴 여운이 남습니다.

이 책의 가장 큰 미덕은 의사이자 환자라는 '양가감정'을 그 누구보다 섬세하게 포착해 냈다는 점입니다. 저자는 수술(위 소매 절제술)부터 초기 주사 치료(삭센다) 그리고 최근의 위고비와 마운자로에 이르기까지, 현대 의학이 동원할 수 있는 모든 비만 치료를 몸소 겪어 낸 보기 드문 케이스입니다. 그 과정에서 환자로서 겪은 수많은 시행착오와 누적된 경험은 단순한 정보 나열을 넘어, 독자들에게 하나도 버릴 것 없는 '찐'이 되어 진솔하게 전달됩니다.

흉부외과 의사였던 저자가 자신의 몸을 치열하게 치료하며 비로소 진정한 비만 전문가로 거듭나는 과정은 지켜보는 선배 의사의 입장에서 참으로 대견하고 뭉클합니다.

개인적으로 운동과 건강한 식단이 숨 쉬듯 자연스러운 일상인 나에게 이 책은 신선한 충격이었습니다. 노력만으로는 해결되지 않는 고도 비만 환자들의 치열한 세계관을 더 절실하게 알게 해 주었고, 비만 클리닉을 찾는 환자들의 마음 깊은 곳까지 진심으로 공감할 수 있는 계기를 마련해 주었습니다. 의료진 입장에서도 매우 감사한 책입니다.

현실의 벽과 교과서적인 조언 사이에서 갈등하는 환자들에게 그리고 그들을 치료하는 의료진들에게 이 책은 생생한 나침반이 되어 줄 것입니다. 고도 비만으로 고생하는 모든 분에게 이 『비만록: 나는 마운자로를 맞는 의사다』를 강력히 추천합니다.

최호천

서울대병원 강남센터 가정의학과 교수(비만 클리닉 담당)

불필요한 고통 속에서 살지 않도록 도와줄 빛과 소금 같은 책

흉부외과 전문의 시험 전 합숙 당시 운 나쁘게도 저자와 한 방을 쓰게 되었습니다. 당시 엄청난 '불도저 코골이' 소리 때문에 도저히 버티지 못한 저는 눈이 펑펑 내리던 겨울밤 목숨 걸고 차를 몰아 집으로 돌아갔고, 다음 날 아침에 다시 합숙 장소로 돌아왔지요. 추천사를 쓰고 있는 지금, 새삼 그때의 기억이 생생하게 떠오릅니다. 흉부외과 전공의 시절의 '식탐 대마왕' 장형우 선생이, 의사로서, 또 비만 환자로서 비만에 관한 책을 썼다니요! 감개무량하다는 표현으로는 부족할 것 같습니다.

'장형우 선생님은 고기가 없으면 식사를 하지 않으십니다'라는 전설 같은 문구가 인턴 인계장 한쪽에 적혀 있던 그 시절 그 삼겹살 떡 만두 치즈 라면과 엄청난 양의 콜라, 그리고 끊임없이 이어지던 커다란 샐러드 보울에 그득 담은 과자 퍼먹기 대장정을 생각하면, 이 책의 저자가 제가 알던 장형우 선생과 같은 인물이 맞는지 의심스러울 지경입니다.

이 책은 단순히 '적게 먹고 많이 움직여라'라는 공허한 구호를 통쾌하게 부정합니다. 왜 그게 안 되는지, 어째서 비만이 질병인지, 과학이 어떻게 우리를 구원하는지에 관한 생생한 기록입니다.

저녁 회식 후 '배가 터질 것 같은데도 왜 또 먹고 있지?'라고 자책하던 수많은 '건강한 돼지'들에게, 이 책은 그게 '의지박약' 때문이 아니라 우리 몸의 '세트 포인트' 때문이었다는 진실을 알려 줄 겁니다.

비만을 '의지의 문제'로 치부하며 자책하거나, 불필요한 고통 속에서 살지 않도록 도와줄 빛과 소금 같은 이 책을 저는 적극 추천합니다. 이 책을 읽고 나면, 왜 저녁마다 주방에서 혼자만의 '비밀 요리'를 만들었는지, 왜 라면 국물에 밥까지 비벼 먹고 쓰러져 잤는지 비로소 이해하게 될 겁니다. 아, 그리고 고사리나 숙주가 들어간 음식은 절대 피하라는 교훈도 얻을 수 있습니다(농담입니다).

유재석

서울아산병원 심장혈관흉부외과 교수

단순한 비만 치료 안내서가 아니다 의사와 환자 모두에게 의미 있는 다리

나는 순환기내과 의사로서 매일 비만 환자들을 진료한다.

물론 그들이 '비만 치료'를 위해 순환기내과를 찾는 경우는 거의 없다. 대부분은 비만을 배경으로 발생한 고혈압, 당뇨병, 고지혈증, 혹은 이로 인한 심혈관 질환 때문에 병원을 방문한다. 그리고 진료실에서는 늘 비슷한 상황이 벌어진다. 비만을 해결하기 위해서는 약물 치료가 필요하다고 설명할 때마다 적지 않은 환자들이 이렇게 말한다.

"제 힘으로 조금만 살을 빼고 다시 오겠습니다."

그러나 나는 이미 잘 알고 있다. 대부분은 실패한다는 것을.

'우선 살부터 좀 빼 보겠다'라는 말은, 고혈압, 당뇨, 고지혈증의 치료를 미루는 일이 되기 쉽다는 것을.

그래서 나는 늘 이렇게 설득한다.

"일단 비만 약물 치료를 시작하시는 편이 좋겠어요. 체중 감량에 성공하시면 그때 약을 줄여 드리겠습니다."

사실 나는 비만이 많은 심혈관 질환의 근본 원인이라고 생각해 왔고, 다양한 방식으로 환자들에게 체중 감량을 권유해 왔다. 하지만 동시에 한계도 분명했다.

장형우 저자가 지적했듯 나는 평생 정상 체중으로 살아온 의사이고, 비만을 '직접 경험해 본 적은 없는 사람'이다. 아무리 오랜 기간 환자들을 진료해 왔다고 해도, 그들의 좌절과 반복되는 실패, 그리고 설명하기 어려운 고통을 완전히 이해하기는 불가능하다.

그 점에서 나는 이 책이 매우 반가웠다.

이 책은 단순한 비만 치료 안내서가 아니다. 의사이자 환자인 저자가 자신의 경험을 숨기지 않고 드러내면서, 동시에 의학적 근거를 차분히 짚어 나간다. 어째서 비만을 '의지의 문제'가 아니라 '질환'으로 이해해야 하는지, 왜 많은 환자가 반복적으로 비만 탈출에 실패할 수밖에 없는지를 이론이 아니라 삶의 언어로 설명한다는 점에서 이 책은 매우 설득력이 있다.

이 책을 읽으며 나는 비만 환자들을 조금 더 깊이 이해하게 되었다. 진료실에서 환자들이 왜 같은 말을 반복하는지, 왜 자책하면서도 같은 선택을 할 수밖에 없는지에 관해 이전보다 훨씬 더 입체적으로 생각하게 되었다. 또한 의학적 설명과 개인적 경험이 함께 엮여 있다는 점에서, 이 책은 의사와 환자 모두에게 의미 있는 다리가 되어 준다.

나는 이 책이 내 환자들에게도 큰 도움이 될 것이라 믿는다. 단순히 체중을 줄이는 방법을 알려 주는 책이 아니라, "당신의 실패가 당신의 잘못만은 아니다"라고 말해 주는 책이기 때문이다. 그리고 그 이해 위에서 비로소 현실적인 치료와 변화가 시작될 수 있음을, 이 책은 조용하지만 분명하게 보여 준다.

비만 환자를 매일 진료하는 임상의로서, 여전히 그들을 더 잘 이해하고자 노력하는 의사로서, 나는 이 책을 기꺼이 추천한다. 이 책은 비만을 바라보는 시선을 바꾸고, 진료실의 대화를 조금 더 정직하고 따뜻하게 만들어 줄 것이다.

윤연이

분당서울대병원 순환기내과 교수

비만 환자에게 미안한 마음으로

저는 이 책을 추천합니다.

소아·청소년 비만 환자를 진료하는 소아내분비학 전문 의사로서, 부끄럽지만 솔직한 고백으로 글을 시작합니다. 저는 평생 비만한 적이 없고, 가족 중에도 비만한 사람이 없습니다. 그래서 비만이 치료가 필요한 '질병'이라는 사실은 알고 있었지만, 비만한 사람들이 매일 어떤 시선과 불편함 속에서 살아가는지, 그들이 짊어진 마음의 무게가 얼마나 그들에게 가혹한지 충분히 헤아리지 못했습니다. 진료실에서 환자를 보면 "왜

저 지경이 될 때까지 자기를 방치했을까, 가족들은 무엇을 했을까?" 같은 차가운 생각이 마음 한구석에 스쳤던 적이 있었음을 고백합니다. 하지만 이 책을 읽은 후부터는 제 안에 있던 그런 시선이 얼마나 오만하고 단편적이었는지 깨달았습니다.

의대 시절부터 가까운 친구였기에 저는 이 책의 저자인 장형우 선생이 비만과 싸워 온 과정을 어느 정도 안다고 생각했습니다. 그런데 책장을 넘기면 넘길수록, 제가 알고 있던 것은 그저 '겉으로 보이는 모습'뿐이었다는 사실을 인정할 수밖에 없었습니다.

이 책은 비만한 사람들이 일상에서 마주하는 벽을 아주 현실적으로 보여 줍니다. 관계가 멀어지고, 차가운 시선을 견디고, '또 실패했다'라는 마음이 쌓여 자신을 미워하게 되는 과정까지요. 어디에서도 쉽게 들을 수 없었던, 그러나 우리가 꼭 알아야 할 이야기들입니다.

이 책을 읽으며 저는 다시 확신하게 되었습니다. 비만은 단순히 '의지가 약해서' 생기는 문제가 아닙니다. 몸과 마음 그리고 환경이 복잡하게 얽힌, 치료가 필요한 질병입니다. 이제는 수술과 약물 치료를 포함해 적극적이고 체계적인 치료가 필요한 시대이기도 합니다. 무엇보다 비만을 개인의 게으름이나 의지 부족의 탓으로 돌리는 순간, 당사자에게 남는 것은 '도움'이 아니라 '낙인'과 '상처'뿐이라는 점을 이 책은 분명히 보여 줍니다.

저자 장형우 선생은 비만이 결국 심각한 심혈관 질환으로 이어진 환자들을 가까이에서 돌보는 흉부외과 의사이자 중환자 전담의입니다. 동시에 비만을 직접 겪어 낸 당사자이기도 합니다. 그래서 이 책의 문장들은 '이렇게 하세요'라는 조언을 넘어, 현장에서 보고 몸으로 겪은 사람이 전하는 진짜 이야기로 다가옵니다. 읽는 내내 고개가 끄덕여지고, 마음이 움직입니다.

이 책은 비만으로 힘든 시간을 보내고 있는 분들에게는 "당신은 혼자가 아니다"라는 위로와 함께 다시 시작할 용기를 줄 것입니다. 그리고 저처럼 비만을 직접 겪어 보지 않은 사람들에게는, 무심코 던졌던 말과 시선이 누군가에게 얼마나 아픈 상처가 될 수 있는지 돌아보게 합니다.

신뢰하는 친구 장형우 선생의 이야기가 더 많은 분께 닿았으면 합니다. 비만을 둘러싼 오해와 비난으로 누군가가 움츠러들지 않기를 바랍니다. 치료가 필요한 누군가가 치료를 시작할 수 있는 용기를 품게 되면 좋을 것 같습니다.

비만은 의지의 문제가 아니라 질병입니다. 저 역시 이 책을 읽으며, 제가 어떤 눈빛과 어떤 말을 하며 사람을 바라봐 왔는지 다시 생각하게 되었습니다. 누군가의 긴 싸움이 조금이라도 덜 외롭고 덜 아프게 이어질 수 있다면, 그 시작은 우리 각자의 '바꾸려는 마음'일 것입니다. 저는 비만 환자들에게 미안한 마음으로, 더 따뜻한 시선으로 환자를 만나겠다는 다짐과 함께 이 책을 추천합니다.

이지은
일산백병원 소아청소년과 교수

전문가의 집요함으로 증명해 낸 '과학과 공감'의 비만 탈출기이다.

장형우 교수의 삶과 글은 '전문가'라는 수식어가 단순한 지식의 축적이 아니라, 자신의 고통을 끝까지 직면하고 그것을 타인의 삶을 위한 책임으로 환원할 때 비로소 완성된다는 사실을 보여 준다. 삼성서울병원에서 생사의 경계에 선 중환자들을 함께 돌보던 시절부터, 부천세종병원을 거쳐 분당서울대병원에 이르기까지 그의 곁에서 내가 목격한 것은 언제나 변함없는 진정성이었다.

그의 연구에 관한 학문적 집요함과, 임상 현장에서 환자를 대하는 냉철함과 연민은 이 책 『비만록: 나는 마운자로를 맞는 의사다』에서도 정직하게 이어진다. 특히 의사이자 환자로서 자신의 취약함을 숨기지 않고 드러내는 태도는, 비만을 개인의 '의지' 문제가 아닌 '과학과 공감'의 영역으로 재정립한다.

이 책은 단순한 체험기를 넘어, 한 명의 심장외과 의사가 의학과 삶을 대하는 태도의 기록이며, 그의 동료, 선배, 친구로서 내가 오랫동안 배워 온 '의사 됨'의 본질이 담긴 글이다. 그렇기에 비만으로 고통받는 환자들뿐 아니라, 환자의 삶을 깊이 이해하고자 하는 의료인과 자기 한계를 성찰하고자 하는 이들에게 이 책을 자신 있게 추천한다.

조양현

삼성서울병원 심장혈관흉부외과 교수

비만은 의지의 문제가 아니다.

젊은 시절, 농구 코트에서 날렵하게 달리던 내 모습이 아직도 선명하게 떠오른다. 그러나 불과 3년 전까지만 해도 나는 빠른 돌파는커녕, 느긋한 골프 라운드나 겨우 소화하는 체격이 되어 있었다. 이번 의정 사태를 겪으며, 내가 전공의일 때의 환경이 얼마나 '사육'에 가까웠는지를 새삼 깨닫게 되었고, 그 혹독

한 심장혈관흉부외과 수련의 대가로 체중 증가라는 훈장을 달게 되었다.

2007년, 전임의가 되어 당시 전공의였던 장형우 선생을 만났다. 우리는 같은 병원, 같은 당직실을 사용했다. 그리고 그 시절을 기억하는 이들이라면 결코 잊지 못할 공통된 추억이 있다.

바로 장형우 전공의의 우렁찬 코골이 소리였다.

물론 나 역시 결백을 주장하기는 어렵다. 우리는 서로가 더 큰 소음의 진원지라고 주장하면서도, 야식만큼은 끝내 끊지 못했다. 장형우 선생의 인생 최고 체중 시절을 나는 가장 가까이에서 지켜본 증인이고, 거친 코골이로 당직실의 고요함을 무너뜨리며 동료 전공의들의 피로를 더했던 공범이기도 했다.

그렇게 고된 수련을 마치고 10여 년이 흐른 뒤, 나는 다시 분당서울대학교병원에서 장형우 선생과 함께 근무하게 되었다. 그동안 장형우 선생이 체중 감량을 위해 쏟아 온 집요한 노력과 애정을 지켜보며, 나는 진심으로 감탄하지 않을 수 없었다.

그의 체중이 나와 비슷해지려는 순간, 나 역시 더 이상 현실을 외면할 수 없다는 생각이 들었다. 그래서 나 또한 3년 전부터 본격적인 다이어트를 시작했다. 그 결과 10kg 감량에 성공해 현재까지 유지 중이며, 스스로를 '봐줄 만한 경도(?) 비만' 정도로 정의하며 지내고 있다. '언젠가는 다시 농구공을 잡고 빠른 돌파 후 레이업 슛을 시도해 볼 수 있지 않을까?' 하는 소심한 기대도 품어 본다.

이 책에는 장형우 교수가 고도 비만에서 벗어나기 위해 몸부림쳤던 모든 과정이 솔직하게 담겨 있다. 관상 동맥 우회술을 주전공으로 하는 흉부외과 의사로서, 나는 비만과 대사 질환, 그리고 동맥 경화의 위험성을 매일 환자의 몸속에서 마주한다. 그렇기에, 이 책이 전하는 메시지는 나 개인을 넘어, 나의 환자들에게도 꼭 전하고 싶은 이야기다. 이 책을 통해 고도 비만으로 고통받는 많은 이가 자신만의 출구를 찾고, 더 오래 건강한 삶을 살아갈 수 있기를 진심으로 바란다.

김준성

분당서울대학교병원 심장혈관흉부외과 교수

본인이 겪었던 시행착오를 반복하지 않기를 바라는 마음

장형우 선생님과 처음 알게 된 건 2005년입니다. 제가 서울대학교병원 심장혈관흉부외과 4년 차 수석 전공의 때로 기억합니다. 장형우 선생님은 우리 팀 인턴이었는데, 흉부외과에서 한 달간 일을 하도록 배정받았습니다.

병원 생활과 새로 배정받은 과에 적응하느라 정신이 없었을 인턴이었음에도 선생님은 흉부외과에서 사용하는 인공호흡기, 인공 심폐기와 응급 상황에서 사용하는 체외 산화막 장치, 혈액투석 장치, 대동맥 내 풍선 펌프 등등에 깊은 관심을 가지고 유심히 작동 원리를 공부했지요. 진지하게 날카로운 질문을 던지던 모습이 인상적이었을 뿐 아니라, 다들 기피하는 흉부외과에 지원의 뜻을 보여 더욱 놀랐습니다. 엄청나게 큰 몸집과는 어울리지 않게 기계들을 섬세하게 훑어보던 모습이 뇌리에 깊이 남아 있었습니다(장형우 선생님은 이 책에서도 비만인의 외모에 관해 언급한 바 있습니다만, 저도 모르게 그런 인상이 있었던 것 같습니다).

이듬해 장형우 선생님은 흉부외과에 지원하였고, 제가 선천성 심장 파트에서 전임의를 하던 2년 동안에도 우리 팀에 순환 근무를 하러 왔습니다. 당시 상황을 약간 과장하면, 생사를 넘나드는 고락을 같이하며 형제처럼 지내면서 힘들지만 보람 있는 수많은 순간을 함께했습니다. 평생 잊지 못할 많은 추억을 나눈 셈이지요. 책에 나오는 '장형우 선생님은 고기가 없으면 식사를 하지 않으십니다'라는 인턴 선생님들끼리의 인계 사항은 장형우 선생님이 수석 전공의가 되기 전부터 인턴 선생님들 사이에서 중요하게 여겨졌던 인계 사항으로 기억합니다. 온종일 고단했던 병원 업무를 마무리하는 저녁 식사 자리에서 배달 온 육즙이 적절한 고기반찬을 베어 먹으며 행복한 표정을 짓던 장형우 선생님의 얼굴이 지금도 생생합니다.

제가 부천에 있는 심혈관 전문 병원인 세종병원에서 일을 할 때 장형우 선생님 역시 성인 심장외과 전문의가 되어 세종병원 식구로 합류하였고, 또 1, 2년을 함께 지내며 좋은 추억을 쌓았습니다. 이후 저는 서울대 어린이병원에서, 장형우 선생님은 분당서울대병원에서 일하게 되면서 또 떨어지게 되었지만, 여러 학회나 동문 모임에서, 최근 의정 사태를 겪으면서는 시위 현장에서 만나면서 계속 그 우정을 쌓아 온 평생의 친구입니다.

함께한 모든 삶의 여정 중에 느낀 장형우 선생님을 묘사하는 데 있어 여러 단어와 문장을 사용할 수 있겠지만, 아마도 그 모든 것을 관통하는 핵심 키워드는 '과학', '기술', '객관성' 등 지극히 이과적인 단어들일 것입니다.

장형우 선생님은 기본적으로 마주하는 매사에 관해 과학적인 근거를 바탕으로 객관적인 판단을 하려고 항상 노력하는 사람인 데다가, 흉부외과 의사로서의 장형우 선생님은 자신이 치료하는 환자들을 위해 이러한 태도를 더더욱 철저하게 견지하려 애쓴다고 생각해 왔기 때문입니다.

이러한 장형우 선생님의 모습은 이 책을 읽는 동안에도 한결같이 느껴졌습니다. 자신을 스스로 '비만 환자'로 규정한, 마냥 객관적이기만은 어려운 이야기 전개임에도 말입니다. 비록 선생님이 발표하는 논문에서처럼 사실을 전달하는 모든 문장에 참고 문헌을 달지는 않았지만, 작가 본인의 개인적인 일들을 기술한 부분은 제외한, 사실 관계를 밝힌 선생님이 작성한 한 문장 한 문장이 많은 문헌 고찰을 통해서 마련되었고 고심 끝에 다듬고 작성되었음을 느낄 수 있었습니다.

장형우 선생님과 함께한 짧지 않은 시간 동안, 책에서 소개하고 있는 외형적 변화를 잘 느껴 왔습니다만, 선생님이 그 과정에서 얼마나 많이 고민하고 고통을 겪었는지는 책을 읽고서야 알게 되었습니다. 그간의 그 힘든 과정을 제대로 이해해 주지도, 공감해 주지도 못한 듯해 미안한 마음이 듭니다.

장형우 선생님의 과거와 지금도 하고 있는 고민에 공감할 수밖에 없는 상황에 처한 분들이 분명히 계실 겁니다. 그리고 그분들이 이 책을 읽게 되신다면, 본인이 겪었던 시행착오를 비슷한 처지의 다른 분들이 반복하지 않기를 바라는 장형우 선생님의 진심을 느끼실 수 있으실 겁니다.

이제 장형우 선생님이 과학의 힘에 스스로의 노력을 더하여 자신의 몸에 많은 개선을 이루어냈다고 판단하고 신중하게 펼쳐 낸 이 이야기를 정독해 보십시오. 그리고 선생님의 제안에 귀를 기울이셨으면 합니다.

곽재건

서울대학교 어린이병원 소아흉부외과 교수

프롤로그

의사이자 고도 비만 환자로 산다는 것

왜 지금 이 이야기를 쓰는가

사실 어디에서부터 어디까지 이야기해야 좋을지 잘 모르겠다. 이 이야기는 내 사적인 경험을 많이 포함하고 있으므로, 내 주변 사람들에게 누가 되지 않을지도 걱정이다.

내 마음속의 약속은 나의 체질량 지수가 25kg/m²보다 밑으로 내려가게 되면, 그리고 그것을 최소 1년 이상 유지할 수 있으리라는 확신이 든다면, 이 글을 책으로 내기로 했다. 그리고 지금이 바로 그 약속을 이행할 시점이다.

나는 성인이 된 후 인생에서 여러 번 다이어트를 시도했고 항상 실패했다. 참기 힘든 것을 참고 견디기 힘든 것을 견뎌서 어느 정도 감량이 되더라도 감량한 상태를 일정 기간 이상 유지하기란 불가능했다.

매번 그랬기에, 체념한 상태로 오랜 시간이 흘렀다. 그러나 나는 최근의 체중 감량을 통해 성인이 된 후 인생 최저 체중(80~81kg, BMI 25점대에 해당)에 도달했다. 그리고 현재 이 체중을 유지하는 게 고통스럽지도 않다.

나는 비만 치료 전문가가 아니다. 나는 심장혈관흉부외과 의사다. 다른 환자의 비만을 내 책임하에 치료해 본 적이 없고, 나 자신의 비만도 아직 완전히 해결하지 못한 상태이다. 그리고 이미 비만 치료를 수십 년씩 전문적으로 해 온 전문가가 쓴 책이 시중에 여러 권 판매되고 있다. 그럼에도 내가 이 책을 출간할 차별하된 지격이 있지 않을까 하는 생각을 하게 된 계기는 나 자신이 의사이면서 고도 비만 환자이기 때문이다. 이 책에서 나는 내가 고도 비만 때문에 겪은 몇 가지 건강 문제를 다뤘지만, 이것은 사실 대표적인 몇 가지일 뿐이다. 공개하기가 곤란하여 생략한 것이 사실 여럿 더 있다.

나는 나의 고도 비만을 치료하고자 위 소매 절제술을 받았고, 그것으로도 부족하여 최근 우리나라에 도입된 GLP-1 유사체 비만 치료 약물을 쓰고 있다. 나는 '삭센다-비만 대사 수술-위고비-마운자로'로 이어지는 비만 치료의 코스를 직접 경험한 의사다.

그 때문에 나의 고도 비만 치료 경험과 지난 20년 동안 의사로서 환자를 본 경험을 바탕으로 고도 비만 환자를 진료하는 의료진이 환자를 진료하는 데 도움을 주고 싶다. 또 고도 비만 환자가 본인의 질병을 어떻게 보아야 할지 알려 주는 이야기 또한 남겨 두려고 한다. 하나를 덧붙이자면, 고도 비만 환자의 배우자, 부모, 형제, 자식, 친구들이 고도 비만 환자를 이해하고 치료를 돕는 데 참고가 될 만한 이야기를 해 주고 싶다.

알코올 중독자가 아닌 의사가 알코올 중독 환자의 마음을 이해할 수 없고, 흡연을 평생 해 본 일이 없는 사람이 금연하려고 노력 중인 사람의 고충을 알 수 없다. 유튜브나 서적을 통해 비만 치료를 교육하는 많은 콘텐츠가 의학적으로 옳은 이야기를 한다(물론, 의학적으로 옳지 않은 이야기가 사실 더 많다). 그리고 그런 콘텐츠를 볼 때마다 나는 영상 속에서 설명하는 의사를 유심히 본다.

내가 찾아본 모든 비만 치료 관련 영상에서 자문의로 나온 분들은 대개 애초에 비만 환자였던 적이 없었거나, 심해 봤자 과체중 수준이었다가 조절하여 표준 체중 범위에 들어와 있는 분들이었다. 고도 비만(BMI 35 이상)이었다가 비만에서 벗어나(BMI 25 미만) 수년 이상 유지 중인 분은 찾기 어렵다.

애초에 정상 체중이거나 과체중 정도인 분들은 고도 비만 환자의 근본적인 문제를 온전히 공감하고 이해하기 어렵다. 그 분들은 단지 남의 몸에 벌어진 일들을 치료한 경험을 이야기할 뿐이다.

그것은 마치 담배를 한 번도 피워 보지 않은 사람이 금연을 위해 노력 중인 골초가 느끼는 금단 증상에 관해 이야기하는 것과 유사하다. 물론 의학적 근거를 바탕으로 하는 조언이라면 어느 정도 가치가 있겠지만, 실제로 고도 비만 환자가 밤 11시에 콜라와 함께 끈적한 소스가 흘러내리는 새콤달콤한 양념 치킨을 먹을 때의 짜릿한 즐거움을 그분들은 모른다. 고도 비만 환자들이 왜 그런 무리한 선택을 하게 되는지도 알 수 없다. 그런 상황에서 고도 비만 치료에 관해 이야기하는 것이 공허하다는 생각이 든다.

사실 나를 가장 불쾌하게 하는 것은 따로 있다. 고도 비만 환자들에게 검증되지 않았고 재현성이나 지속성이 없는 치료법을 제시하면서 경제적 또는 사회적 이득을 취하려는 사람들이다.

고도 비만의 원인을 개인의 나쁜 습관, 정신 상태의 문제에서만 찾으려 하면서 행동 요법(운동, 식이 조절) 같은 것을 통해 고도 비만 환자가 정상 체중으로 감량한 뒤에 유지까지 할 수 있다고 주장하는 사람이 매우 많다. 심지어 그중에는 의사도 있다.

다른 사람들은 제쳐 두고라도, 의사들이 그 행렬에 동참하는 것은 절망적이다. 특히, 한 가지 음식을 집중적으로 섭취함으로써 고도 비만을 치료할 수 있다든가, 식단 관리용 스마트폰 애플리케이션 같은 것을 사용하면서 본인의 행동을 스스로 개선하면 고도 비만을 치료할 수 있다는 등의 주장을 펼치는 의사를 보면 실망을 넘어 분노를 느낀다.

지금까지의 모든 '충분히' 확인된 증거들을 종합하면, 고도 비만 환자는 외부로부터의 물리적·화학적 개입 없이 자제력을 통해 정상 체중에 도달하여 그것을 유지할 수는 없다. 물리적·화학적 개입이란 수술과 약물을 말한다.

오직 효과가 입증된 외과·내과의 치료 방법을 통해서만 고도 비만을 치료할 수 있다. 입증되지 않은 허무맹랑한 치료법을 주장하는 의사는 나쁜 의도를 가지고 있거나 고도 비만을 전혀 이해하지 못하고 있는 것이다. 내가 신뢰하는 모 내분비내과 선생님은 고도 비만 환자에게 이렇게 권한다.

"고도 비만 환자가 자기 의지로 체중을 감량하고
그 상태로 유지할 수 있는 한계는 15kg까지입니다.
환자분은 지금 고도 비만인데, 15kg을 감량하더라도 여전히
고도 비만입니다. 그러니 자기 의지로 체중을 감량하여
고도 비만에서 탈출할 수는 없습니다.
외과에 가서 위 소매 절제술을 받으세요."

나는 그분이 진정 환자를 알고 환자를 위하는 의사라고 생각한다.

고도 비만 환자들은 명백히 환자다. 그리고 그중 본인의 상태에 만족하면서 살고 있는 사람은 아무도 없다. 지금까지는 확

실한 치료법이 없어 고도 비만에서 벗어날 방법이 없었지만, 이제는 있다.

나는 고도 비만 환자들이 헛되이 시간과 돈을 낭비하지 않기를 바란다. 가장 빠르고 경제적인 방법을 통해 고도 비만에서 탈출할 수 있도록 돕고 싶다.

고도 비만 환자들은 여러 가지 이유로 경제적으로 어려운 처지에 있을 때가 많다. 그럼에도 절박한 상황에 빠진 사람의 심리를 이용하여 효과도 없는 치료법(?)을 제시하고 경제적 이득을 취하는 무리가 있어, 이 세상이 원망스럽기도 하다. 체중 감량을 책임져 주고 체형 관리 마사지를 통해 몸매가 좋아지게 해 준다는 개인 마사지 숍 사장이, 뒤에서는 위고비를 처방받아 스스로에게 투약하고 있는 것이 현실이다.

본인이 판매 중인 체중 감량, 체형 교정 서비스 등이 실제로는 별 효과가 없다는 사실을 사장 본인은 이미 알고 있다. 세상이 이렇다. 이런 일은 이제 정말 없어져야 한다.

비만 환자들은 아주 날씬한 사람들과는 평균적으로 완전히 다른 식습관과 생활 패턴을 가졌다.

"어, 아닌데, 내가 아는 고도 비만 환자는
정말 조금밖에 안 먹고 건강한 식습관을 가지고 있는데도
고도 비만인데?"

이렇게 말하고 싶은 사람이 분명히 있을 것이다. 그런 일화anecdote성 반례가 몇 건 있다고 해서 본질이 달라지지는 않는다. 고도 비만 환자들의 식습관, 생활 패턴, 생활 속에서 겪는 문제에는 상당히 공통점이 많다. 고도 비만이 되고 싶은 사람은 아무도 없었을 테지만 말이다.

나는 이 책에서 나의 건강을 위해 도움을 주신 동료 선후배 선생님들의 실명을 가능한 한 그대로 쓰고자 했다. 언제나 내가 위기에 처해 있을 때 도움을 청하면 흔쾌히 들어주셨던 그분들께 감사드리며, 서문을 마친다.

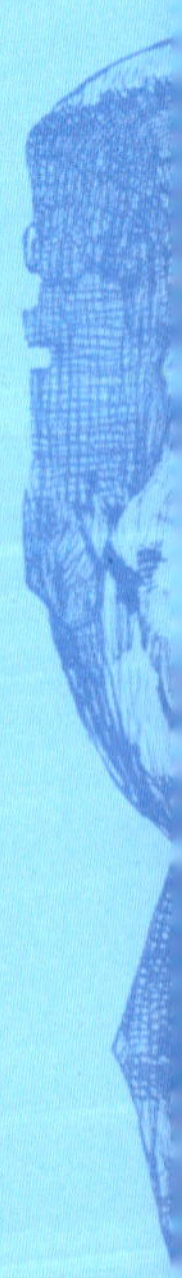

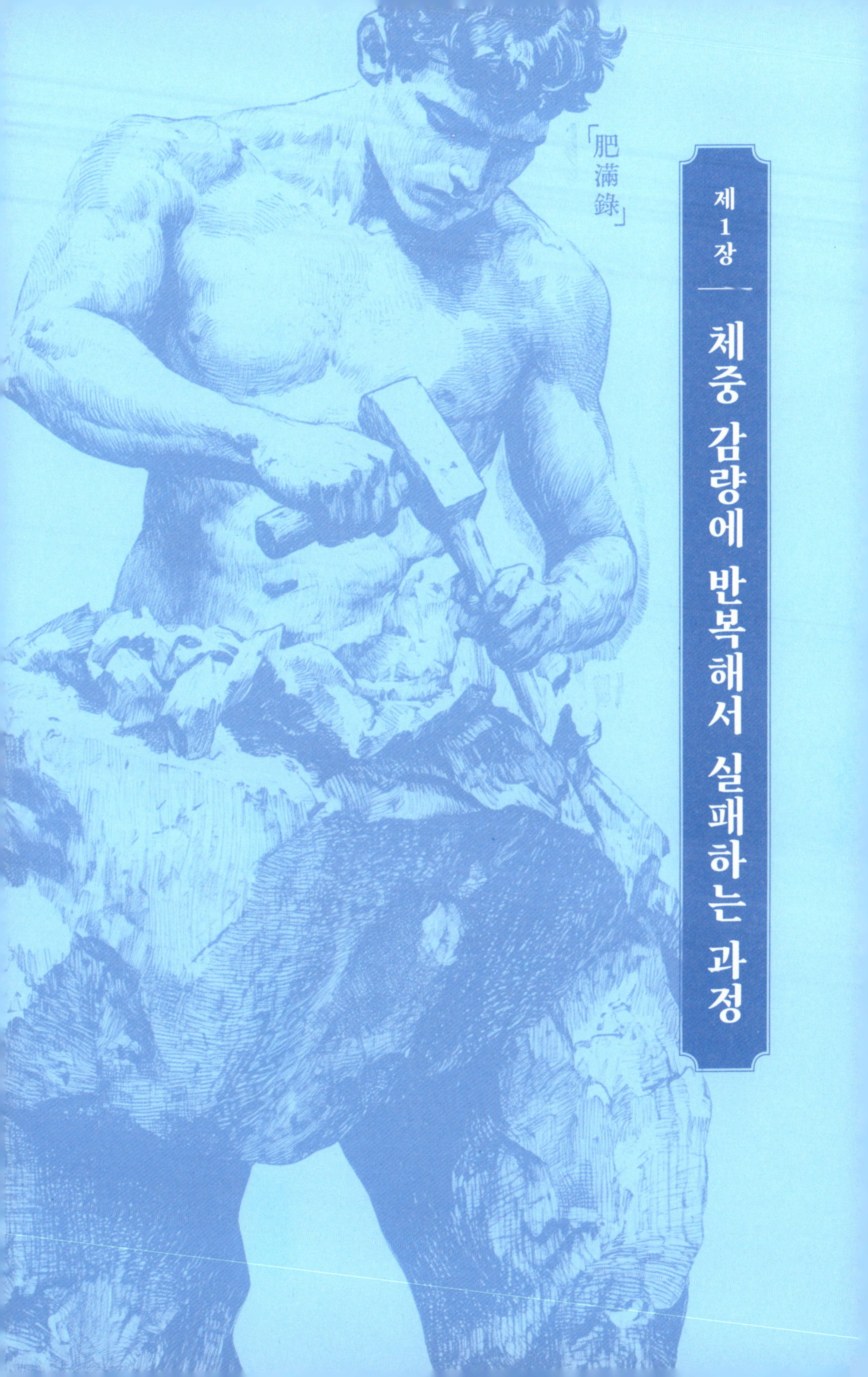

「肥滿錄」

제1장

체중 감량에 반복해서 실패하는 과정

「肥[illegible]錄」

인생에서 한 번도 날씬했던 적이 없는 자

나는 초등학교에 들어간 이후로 한 번도 날씬했던 적이 없다. 계속 뚱뚱했다. 체육 시간이 제일 싫었다. 50m 달리기나 100m 달리기, 특히 오래달리기 같은 것이 나에게는 가장 괴로운 일이었다. 100m 달리기는 20초 이내로 달려 본 적이 없다. 25.4초라는 숫자가 기억난다.

게다가 어릴 때부터 기름진 음식을 좋아했다. 치킨, 햄버거, 고기, 과자, 콜라, 이런 것들을 가장 좋아했다. 내가 싫어하는 음식들은 그 반대의 음식들이었다. 모든 나물 종류, 된장국, 생선구이 같은 것들이었다. 지금도 이 음식들을 싫어한다.

고등학교 때 나는 정말 많이 먹었다. 학교에서 돌아오면 저녁 식사를 준비하기 위해 우선 주방으로 들어가서 냄비 바닥에 삼겹살 몇 점을 깔고 바짝 구웠다. 제대로 익었다고 생각되면 물을 붓고 너구리 라면을 끓였다. 라면에는 썰은 가래떡, 만두, 슬

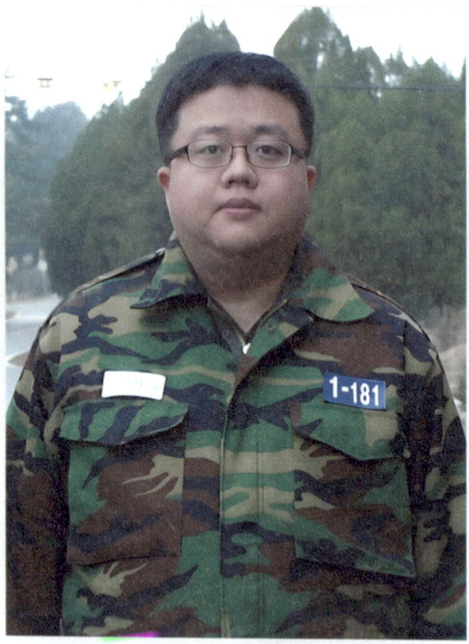

2010년 3월 어느 날 논산 훈련소에서
(공중 보건 의사 4주 군사 훈련). 118kg으로 추정

라이스 치즈 등을 넣어서 끓였다.

이것을 뭐라고 이름 붙여야 할까? 삼겹살 떡 만두 치즈 너구리(?) 정도가 될 것 같다.

이 요리(?)를 준비하는 과정에서 어머니가 개입하면 잔소리를 듣게 되므로 조용히 혼자서 했다. 김치와 같이 먹으면 정말 끝내준다. 이 글을 쓰면서도 입에 군침이 돈다.

이것을 맛있게 다 먹고 나면 얼마 남지도 않은 국물에 밥도 한 공기 비벼 먹었다. 이렇게 먹으면 곧 잠이 쏟아진다. 그러면 거실 소파에 드러누워 1~2시간 정도 침까지 흘려 가며 쿨쿨 잤다.

자고 일어나면 저녁 7~8시쯤 되었다. 그때부터 새벽 1~2시까지 공부했다.

이런 생활 패턴을 반복했다.

지금 생각해 보면 씨름 선수나 스모 선수가 몸집을 불리기 위해서 먹는 식단과 비슷한 것 같기도 하다. 내가 찾는 음식은 오로지 고기, 치즈, 만두, 가래떡, 라면 등이었다.

당시 내가 이해하지 못하는 타인들의 푸념이 있었다.

"나는 소화가 잘되지 않아."

"나는 위장이 약해서 살이 잘 안 찌는 것 같아."

그럴 때마다 나는 정말 이상했다. 나는 이렇게 많이 먹어도 아무 지장 없이 소화가 잘되고 변비도 없고 아주 잘 지내는데, 저 사람들에게는 어떤 문제가 있지? 대체 어떤 나쁜 습관을 지니고 있길래 소화가 잘되지 않고 살이 잘 붙지 않을까?

내가 전공의로 일할 때에는 인턴 선생이 팀원들이 먹을 저녁 식사 배달 주문을 했다. 내가 치프(4년 차 전공의)가 되어서 어느 날 우연히 본 흉부외과 인턴 인계장에는 '장형우 선생님은 고기가 없으면 식사를 하지 않으십니다.'라는 문구가 적혀 있었다. 당시 나는 "인턴 선생들이 기특하게도 중요한 인계 사항을 잘 챙기고 있네!" 하면서 껄껄 웃었다.

내가 일본 음식 중에 저걸 왜 돈 주고 사 먹나 하는 첫 번째 음식이 스키야키이고, 두 번째는 샤부샤부이다. 고기 외의 쓸데없는 것이 너무 많고, 고기가 얇아서 고기의 맛을 잘 느끼기 어렵다.

'세이로무시'라고 하는 것도 그렇다. 이렇게 고기가 얇고 쓸데없는 재료를 한꺼번에 같이 많이 넣어서 요리하다니 말이다. 다른 재료로 배를 채우라는 거냐는 의문만 불러일으킨다.

특히 나는 숙주를 제일 싫어한다. 숙주는 눈에 띄면 바로 건져서 음식물 쓰레기로 버린다.

육개장에 들어 있는 고사리도 싫어한다. 육개장에 고사리만 없었어도 육개장을 지금보다 훨씬 더 좋아했을 것이다. 누가 육개장을 끓여 준다고 하면 나는 절대로 고사리나 숙주를 넣지 말아 달라고 요청한다. 호박, 파, 양파, 무 같은 것은 괜찮지만, 섬유질 특유의 질긴 느낌이 나는 것은 먹다가 화가 치밀어 오르기 때문에 절대 안 된다.

비만인이 겪는 자존감 상실

뚱뚱한 사람의 자존감은 낮다. 나는 뚱뚱한 것도 그 자체로 멋지다든가 아름답다는 말에 전혀 동의하지 않는다.

고도 비만은 명백히 질병이고, 인간의 수명을 줄이며, 환자의 정신 건강을 해친다. 나는 고도 비만 환자인 내 사진을 찍는 것을 싫어했다. 어쩌다가 내가 찍힌 사진을 보면 놀라울 정도로 뚱뚱하다는 현실을 마주하게 되어 가슴이 철렁 내려앉기도 했다. 그리고 그 사진을 곧 외면하게 되었다.

중고등학교 때 여학생들 앞에서 자신감도 가질 수 없었고 늘 위축되었다. 그 시절 나는 혼자 패스트푸드점에서 식사를 하게 되면 돼지처럼 보일 듯해 한쪽 구석에 자리를 잡고 앉아 주위를 불안하게 살피곤 했다. 돌이켜 생각해 보면 그때부터 비만으로 인한 대인 기피증을 겪고 있었던 듯하다.

많은 수의 고도 비만 환자에게는 이와 유사한 경험이 있거나, 이 문제를 아예 포기했을 것이다. 고도 비만을 향한 혐오감은 단순히 '사회적 강요'나 이미 만들어져 있는 '고정 관념' 때문에 나타나는 현상이 아니다.

고도 비만은 그 자체로 건강하지 못하다는 것, 그리고 좋은 유전자가 아닐 가능성이 크다는 점을 드러낸다. 그렇기에 누가 가르쳐 주지 않아도 '고도 비만은 밉다'라고 느끼는 것이다. 아주 오래전 고대의 비너스상을 들먹이며, 미(beauty)의 기준은 사회와 시대에 따라 바뀐다는 이야기는 현 상황에 맞지 않는다. 내가 지금 그 시대에 살고 있는 게 아니기 때문이다.

고도 비만 환자는 짝짓기 대상으로서 매력이 별로 없다. 우리는 어떤 형태의 몸매에 성적 자극을 느끼는가? 마른 체형이나 약간 통통한 체형의 범주를 벗어난 명백한 고도 비만 환자의 몸을 보며 호감을 느낀다면, 그것은 변태적 취향일 뿐이다. 고도 비만으로 생긴 대인 기피적 성향은 대학교 입학 후 자존감이 약간 높아지면서 상당히 완화되었다.

얼마 전에 유튜브를 보다가 켈리 진 드링크워터Kelli Jean Drinkwater라는 비만 수용 운동Fat Acceptance Movement 활동가의 영상을 보게 되었다. 키가 커 보였고, 몸무게가 족히 200kg은 되어 보였다. 그는 TED Talk에 나와서 '비만의 공포를 해소하자'라는 내용의 TED 강연을 하고 있었다.

고도 비만인으로서 나는 그 영상을 보고 실소를 금할 수 없었다. 그 '활동가'는 비만에 공포를 가질 필요가 없다고 말하고 있으나, 심혈관계 질환을 진료하는 의사인 나는 고도 비만을 포함하여 모든 비만이 명백히 공포의 대상이라고 말해 주고 싶다.

왜 비만이 공포스러운지를 장황하게 설명할 필요는 없다. 켈리 진 드링크워터의 TED 강연 영상을 비꼬기 위해 누군가가 편집해 놓은 다른 영상을 보면, 그녀는 단지 무대에 서서 불과 몇 발짝 옮기며 이야기를 늘어놓을 때도 숨이 차서 헐떡거렸다. 그 숨차서 헐떡거리거나 한숨 쉬는 부분만을 수십 군데 찾아내서 짜깁기해 놓았다.

구글에 Kelli Jean Drinkwater를 검색해 보면, 연관 검색어로 'alive 살아 있나', 'still alive 아직 살아 있나', 'heart attack 심장 마비' 같은 단어가 뜬다.

왜 그럴 것 같은가? 그녀가 오래 살지 못하리라는 사실을 모두가 짐작하고 그 단어를 넣어서 검색했기 때문이다.

나는 그 TED 강연에 청중으로 앉아 있는 사람들이 이 활동가의 '의학적으로 전혀 타당성이 없는' 궤변을 들으며 겉으로는 손뼉을 치고 있지만 속으로는 무슨 생각을 할지 짐작해 본다.

아마 십중팔구 비웃고 있을 것이다. 비만에 공포를 가지지 말라고? 그런 정신 승리는 아무 쓸모가 없다. 그 활동가는 당장 비만 대사 수술을 받고, 또 최근에 출시된 비만 치료제(위고비, 마운자로 등)로 치료받아야 한다. 그렇게 하지 않는다면 70세

이상까지 살 수 있을 가능성이 매우 낮을 것이다.

평생을 비만 상태로 살았고 또 여러 번 체중 감량에 실패했던 나에게 고도 비만은 천형天刑처럼 느껴진다. 원래 천형은 한센병(혹은 나병癩病)을 달리 부르는 말이지만, 고도 비만 환자로서는 개인적으로 아무리 노력해도 완전히 벗어나기가 거의 불가능에 가까우므로 그렇게 느낀다.

본과생 시절 생리학과 생화학을 배우면서 나는 언젠가 인체가 지방을 축적하려고 작동시키는 메커니즘을 끊어 놓는 굉장한 약이 발명되면 좋겠다는 꿈을 꾸었다. 그래서 마음껏 먹어도 살이 안 찌고 지방이 축적되지 않는 그런 시대가 왔으면 좋겠다고 생각했다.

인턴 때는 국립암센터에 파견 근무를 가서 폐암 센터에서 일했는데, 그때 식도 전환esophagus diversion 수술을 받은 환자를 본 일이 있다. 식도 전환 수술을 받은 환자는 입으로 음식을 먹어도 목의 측면에 낸 식도와 연결된 구멍으로 음식이 그냥 나온다. 당연히 금식을 유지해야 하는데, 침만 삼켜도 그리로 흘러나오므로 목 부분에 해 놓은 드레싱이 침으로 흥건해진다.

이 상태로는 환자가 식사를 할 수 없으므로 보통 배에 위나 소장과 연결된 구멍을 내어 그리로 특수한 영양 성분을 주입한다. 당시 나는 이 환자의 드레싱을 하면서, 실로 어처구니없는 생각도 잠시 했다.

'이렇게 식도 전환술을 해 놓으면
먹고 싶은 것을 입으로 아무리 먹어도 살이 찌지 않겠구나.
나도 이렇게 하면 살이 빠질까?'

그 정도로 고도 비만 상태는 답답하고 탈출하고 싶은 것이다.

어떤 사람들은 내게 묻곤 한다.

"서울대학교 의과대학을 졸업하셨잖아요.
그럼 공부를 정말 엄청나게 열심히 하셨을 거고요.
당연히 공부가 살 빼기보다 더 어렵지 않으셨어요?"

그럴 때마다 나는 망설임 없이 대답한다.

"아니요. (저에게는) 살 빼는 게 훨씬 더 힘듭니다."

내가 늘 이렇게 대답하는 이유는 명확하다.

공부는 하다가 지치면 쉴 수 있다. 내가 공부한 것은 머리에 남아 있기 때문에 좀 쉬었다가도 이어 나갈 수가 있다.

반면, 체중 감량은 그렇지가 않다. 체중 감량은 그 과정도 고통스럽지만, 도중에 멈추면 제자리로 돌아온다. 고통스러운 상태를 계속 유지해야만 체중 감량과 그 유지가 가능하다. 중단이나 휴식이 불가능하다. 이렇게 고통스러운 상태를 평생 유지할 수 있는 사람은 극소수에 불과하다. 이렇게 괴롭게 살면서 어떻게 일상생활을 하겠는가?

탄수화물 중독

이번 장의 내용은 순전히 나의 개인적 신념에 관한 이야기다. 내 스스로가 나의 고도 비만을 관조적 입장에서 어떻게 생각해 왔는지 정리하기 위해 쓰는 글이기도 하다. 그러므로 독자 여러분은 한 개인의 신념에 너무 큰 의미를 부여하지 말기 바란다.

무엇을 좋게 생각하거나 혹은 좋지 않게 생각하는 것은 옳고 그름의 영역이 아니고 취향의 문제이기 때문이다. 이 점을 잊지 말아 주시기를 바란다.

담배는 중학교 때부터 피우는 동급생이 많았다. 화장실이 너구리 굴 같기도 했다. 그러나 나는 담배를 피워 보고 싶다는 유혹을 단 한 번도 느껴 본 적이 없다. 왜냐하면 담배를 피우는 행위가 내 머릿속에서는 '가난', '무식함', '비천함', '후진국', '미래가 없는 사람' 같은 이미지와 결부되어 있었기 때문이다.

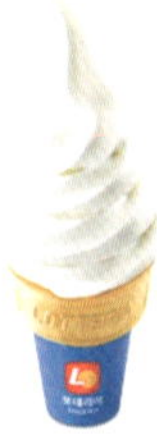

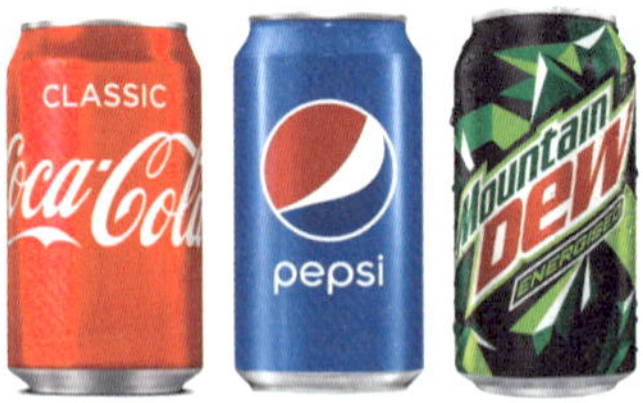

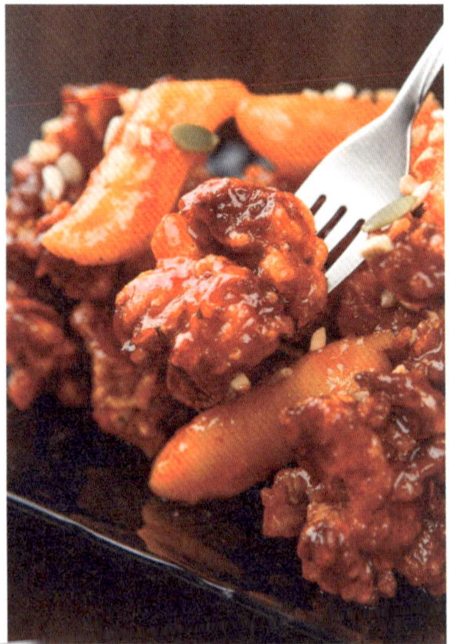

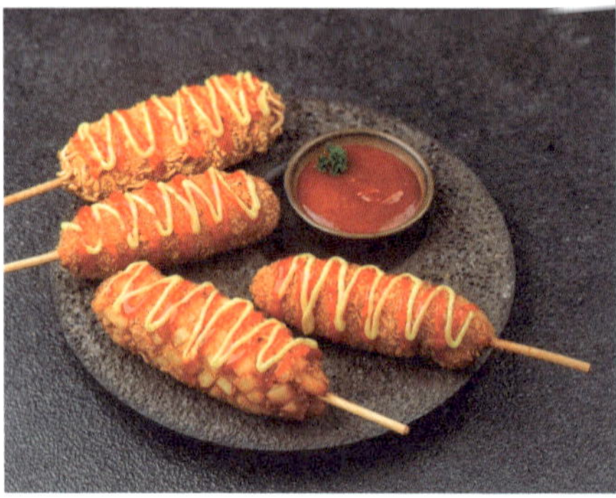

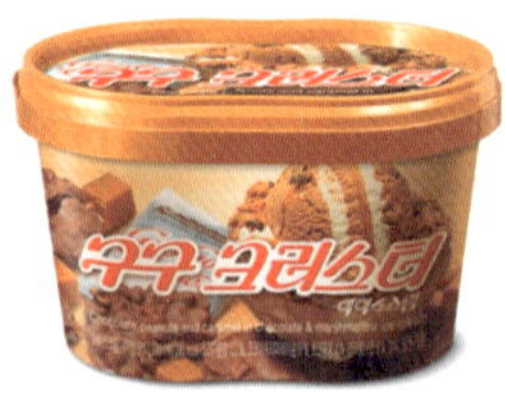

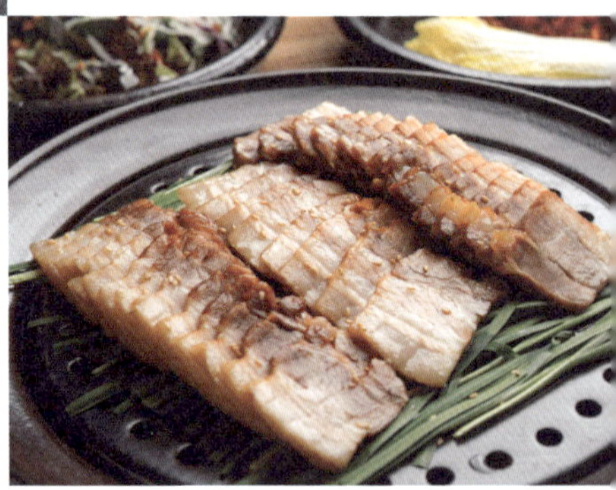

내가 가장 사랑하는 음식들.
나는 지금도 이 음식들을 너무나 사랑한다.

흡연자는 주위 사람들에게 정말 폐를 많이 끼친다. 아무 데나 가래침을 뱉어 혐오감을 주고 공중위생에도 좋지 않은 영향을 미친다. 간접흡연은 말할 것도 없다. 길에 담배꽁초를 함부로 버리는 사람도 흔하다.

그런 이유로 내가 담배에 갖는 이미지는 최악에 가깝다. 담배가 몸에 좋지 않다는 사실이 이미 너무나 잘 알려져 있음에도 신규 흡연자가 발생하는 것을 도무지 이해할 수가 없다.

청소년이 흡연을 시작하는 이유가 '호기심' 때문이라는 것도 나는 전혀 공감할 수 없다.

대체 흡연의 어떤 점이 궁금한가? 흡연이 얼마나 형편없는 이미지인지는 주위를 둘러보면 금방 알 수 있다.

흡연의 나쁜 점은 초등학교 저학년 학생들도 다 안다. 중학생이면 13~15세 정도인데 그 나이에 담배가 궁금하다니! 대체 무엇이 그렇게 궁금한지 모르겠다. 또래가 담배를 피우니 군중심리에 휩쓸려서 담배를 피워 본다는 식의 논리 전개 역시 이해할 수 없다. 또래 집단에게 느끼는 동질감이나 패거리 문화와 철저히 거리를 두고 살아온 나로서는 그러한 합리화가 혼자서 당당할 수 없는 비굴함, 초라함을 나타내는 것 같다.

나는 술도 마시지 않는다. 술은 학부 때까지는 조금 마셔 보았으나 왜 그것이 좋은지 잘 이해하지 못했다. 전공의가 되자 내가 일하는 데 음주는 심각한 방해가 되어서 마시지 않기로 결심했다. 지금은 운전을 좋아하고, 남에게 내 차 운전대를 맡기는 것이 싫어서도 술을 마시지 않는다.

술이 부정맥 발생을 유발한다는 사실은 이미 증명이 되어 있기도 하다. 뒤에 자세히 설명하겠지만, 부정맥을 앓은 적이 있는 나는 건강상의 이유만으로도 당연히 술을 마실 수 없다. 그렇지만 나는 감정적으로도 술을 싫어한다. 나는 남이 술주정하는 것을 보기도 싫다. 취한 상태로 한 말을 반복하는 것을 듣기도 싫다.

나도 이제 나이를 먹을 만큼 먹었으니 그런 꼴사나운 모습을 더는 보지 않았으면 좋겠다. 그리고 나는 누군가가 상대방에게 하기 힘든, 어떤 내밀한 이야기를 하기 위해 술기운을 빌렸다든가 하는 말을 들으면 우습다고 생각한다.

왜 맨정신으로는 말을 못하는가?

맨정신으로 할 수 없는 말은 술을 마셔도 할 수 없다. 물질에 의존해야 뭔가를 할 수 있다면, 그 사람의 나약한 정신 상태를 드러내는 것이나 마찬가지 아닐까?

나는 진정으로 귀티가 나려면 최소한 세 가지가 없어야 한다고 생각한다. 첫째는 담배를 피우지 않아야 하고, 둘째는 술을 마시지 말아야 하고, 셋째는 비만이 아니어야 한다. 이 세 가지가 없어야 예선 통과다. 이 세 가지 중 하나만 해당해도 천함과 비루함에서 벗어나지 못한다.

나는 첫째와 둘째는 충족한다. 그러나 셋째를 평생 충족시키지 못했다. 미국에서 나온, 가난하고 교육 수준이 낮을수록 비만율이 높다는 통계를 보며 나는 씁쓸해할 수밖에 없었다.

뚱뚱하면 품위가 없고 무식해 보인다는 사실은 굳이 설명할 필요가 없다. 쉽게 숨이 차니까 계단 몇 개 오르고도 헉헉거리게 된다. 자기 구두나 운동화 신발 끈 묶는 것도 어렵다. 방바닥에 앉아서 발톱을 깎는 것도 어렵다. 다리를 꼬고 앉을 수도 없다.

날씬한 사람들은 슈트 재킷의 앞 단추를 잠그고도 의자에 앉거나 일어설 때 이상하지 않은데, 비만 환자들은 앉으면 배가 접히면서 앞으로 튀어나오기 때문에 슈트 재킷의 앞 단추를 풀어야 한다. 청바지는 맞는 것이 사실상 없다고 봐야 한다.

자동차 운전석에 타고 내리는 것도 자연스럽게 한쪽 발만 넣으면서 타거나 한쪽 발만 밖으로 내놓으면서 내리는 것이 잘되지 않는다. 남들은 멋지게 양재천이나 탄천변에서 달리는데 나는 잘 뛸 수 없다.

무엇이 문제일까?

나는 술과 담배의 유혹은 받지 않았지만, 어쩌면 그것보다 더 중독성이 강한 것에 중독되어 있다고 자신을 진단한다. 바로 탄수화물, 탄산음료 그리고 기름진 음식들이다.

이 세상에 콜라(코카콜라, 펩시콜라)만큼 만족감을 주는 음료는 없다. 파인애플이나 레몬, 구아바, 포도 주스도 좋지만, 콜라와 비교할 수 없다.

아이스크림은 또 얼마나 맛있는가? 나는 하루에 배스킨라빈스 싱글 킹을 열 개 정도는 문제없이 먹을 수 있을 것 같다.

양념 치킨, 김치 삼겹살, 기름이 흥건한 제육 볶음, 탕수육, 동파육, 한우 등심 구이, 돼지고기가 김치보다 많이 들어 있는 돼지 김치찌개……. 이런 모든 음식을 사랑한다.

그러나 나는 채소를 대체로 싫어한다. 고기를 먹을 때 고기 본연의 맛을 해치는 것이 싫기에 절대 고기를 상추에 싸서 먹지 않는다.

식당에서 쌈밥을 시켜 놓고 쌈 채소는 먹지 않을 테니 아예 내 오지 말라고 한 적도 여러 번 있다. 깻잎도 싫다. 그런 맛없는 것을 왜 먹는지 이해할 수 없다. 양배추, 양상추도 약이라고 생각하고 먹지, 맛있다고 생각해 본 적이 없다.

어렸을 때 제일 싫어하는 음식이 된장국이었다. 나는 어머니가 차려 주신 식탁에 된장국이 올라와 있으면 '우리 집이 가난한가? 우리 집에 돈이 없나?'라는 의문을 가지곤 했다.

어차피 나는 된장국을 먹지 않으니까 먹지 않고 버리면 아까우니 내 것은 떠 놓지 말아 달라고 어머니에게 요구하기도 했다. 물론 그 후 어머니의 극심한 비난에 시달렸다.

나는 왜 세상에 된장국 같은 맛없는 음식이 있는지 이해하기 어려웠다. 순두부찌개도 같은 이유로 싫어했다. 전공의 시절

인턴 선생이 밥을 시킬 때 순두부찌개를 별개의 메뉴로 주문했다고 하면 나는 다음부터 순두부찌개를 따로 주문하지 말라고 항상 주지시켰다. 식당에서 서비스로 보내 주는 것은 괜찮지만 이것은 돈 주고 사 먹을 만한 음식이 아니라고 타일렀다. 단, 된장국이나 순두부찌개에도 고기나 해물이 많이 들어 있으면 맛있게 먹을 수 있었다.

최근까지도 나는 일찍 퇴근하면 집에서 저녁을 스스로 차려 먹곤 했다. 메뉴는 간단했다. 고기를 굽고, 살짝 찍어 먹을 소금을 조금 준비하고, 잘 익은 김치를 수북이 담아 놓고 밥과 함께 먹는 것이었다. 밥, 고기, 김치, 소금. 이 넷이면 충분했다. 만약 생마늘을 곁들일 수 있다면 최고 중의 최고였다.

내가 밥 차리는 것을 아내가 도와줄 때는 내가 전혀 손도 대지 않는 나물과 채소 반찬 같은 것을 내놓는데 나는 그럴 때마다 난처해했다. 예의상 한두 번 젓가락을 대지만, 실제로는 조금도 먹고 싶지 않기 때문이다. 그래서 나는 밥을 혼자 차려 먹는 것을 좋아했다. 이렇게 밥을 차려 먹을 때는 콜라나 사이다 같은 탄산음료를 곁들일 때가 잦다. 탄산음료가 아니면 주스를 마시기도 했다.

내가 의사인데 이런 식습관이 건강하지 않다는 사실을 몰랐을까?

아니, 그럴 리가 없지 않은가!

알면서도 계속 그렇게 먹는 것이다.

"음, 맞아. 이렇게 먹는 것은 정말 몸에 해롭지."

이렇게 말하면서 콜라를 벌컥벌컥 마신다. 밥을 먹은 후에는 입가심으로 홈런볼이나 오레오 같은 과자를 개봉한다. 아이스크림을 먹기도 한다.

이런 사람에게 무슨 뇌 인지 치료 같은 이야기를 하면서 다이어트를 도와주는 스마트폰 애플리케이션 따위를 개발했다고 이야기하는 사람이 제정신으로 보일 리 없다.

어떤 바보는 집에 과자 같은 것을 놔두지 말라고 한다. 그 제안 또한 현실성이 매우 떨어진다. 비만인은 먹을 것을 사러 나가는 데 망설임이 없다. 뭔가를 먹고 싶으면 밤늦은 시각에도, 제법 거리가 되는 곳까지도 가서 내가 먹고 싶은 것을 사 온다. 집에 먹을 것을 놔두지 않는다고 해서 해결되는 문제가 아니다.

우리나라처럼 밤에 나다니는 데 아무 문제가 없고 늦게까지 하는 편의점과 마트가 많은 곳에서는 얼마든지 먹고 싶은 것을 먹을 방법이 있다.

덴마크 다이어트

'덴마크 다이어트'라는 다이어트가 있었다. 한때 유행했던 체중 감량법인데, 나는 평생, 이 체중 감량법을 두 번 겪어 보았다. 너무 오래전 일이라서 기억이 온전치 않지만, 나는 본과생 시절 어머니의 도움을 받아 덴마크 다이어트를 했다.

사실 내가 하고 싶어서 한 것이 아니라, 두 번 모두 어머니의 반강제적 권유로 하게 되었다. 첫 번째는 어떻게 시작되었는지 잘 기억나지 않고, 두 번째는 내가 결혼식장에 엄청나게 뚱뚱한 모습으로 입장하는 것을 참을 수 없다는 어머니의 요구로 시작되었다.

덴마크 다이어트는 2주 동안의 과정으로 되어 있는데, 1주 사이클을 두 번 반복하게 되어 있다. 지금 의사가 된 지 한참 지나서 산전수전을 다 겪고 이 식단을 다시 들여다보니, 이 식단은 몇 가지 특징으로 요약할 수 있다. 저염(내지 무염), 저지방·

무지방 지향, 고단백, 무당류(no sugar), 저열량이다.

덴마크 다이어트는 단기간에 체중 감량이 확실히 되기는 된다. 그러나 아무짝에도 쓸모가 없는 다이어트이다. 왜냐하면 이렇게 먹는 것을 중단하는 순간부터 굉장히 빠른 속도로 몸무게가 원상 복구되고, 운이 나쁘면 원상 복구 이상의 체중까지 오르는 요요 현상이 나타나기 때문이다. 덴마크 다이어트의 식단을 살펴보면 알겠지만, 이 식단을 유지하려면 사회생활을 포기해야 한다.

덴마크 다이어트를 타협 없이 정확히 수행해 본 사람은 대부분 다음과 같은 현상을 경험한다. 초기 1~2일 이내에 극심한 두통, 어지럼증, 피로가 찾아온다. 이를 '케토시스 플루ketosis flu', 또는 '저탄수화물 적응기'라고 부른다.

이런 증상이 나타나는 근본적인 이유는 덴마크 다이어트를 하면서 우리 몸의 에너지 대사가 탄수화물 기반에서 지방·단백질 기반으로 급격히 바뀌기 때문이다. 일종의 비상 경영 체제로 생각할 수 있다.

이렇게 되면 당장 뇌가 사용할 수 있는 포도당이 부족해진다. 이러한 상황에서는 간에서 케톤체를 생성하는데, 본래 포도당을 주 에너지원으로 쓰던 뇌가 케톤체를 에너지원으로 사용해야 한다. 이에 적응하는 데 2~3일 정도 걸린다. 뇌는 새로운 대사 환경에 적응하기 전 단계에서 일시적으로 에너지 부족에

처하게 되고, 신경 전달 물질 균형도 흔들리면서 두통, 집중력 저하, 어지럼증 등이 발생하는 것이다.

나는 본과 4학년 졸업여행을 가기 전에 덴마크 다이어트를 했고, 결혼사진을 촬영했던 것 같다. 그때는 피트니스 클럽에서 러닝도 열심히 했다. 먹은 것도 별로 없었는데 어떻게 그렇게 했는지 모르겠다.

어쨌든 덴마크 다이어트 이후에도 극단적 절식을 유지하며 85kg 정도로 가까스로 유지했으며, 무사히 결혼식장에 들어갈 수 있었다. 그러나 결혼식 직후부터 시작된 인턴 기간을 마치자, 나는 다시 100kg이 넘는 상태로 복구되어 있었다.

세트 포인트 이론을 알고 있었다면, 덴마크 다이어트가 얼마나 무모하고 무식하면서 무의미한 다이어트인지 알 수 있었을 것이다. 그때도 위고비나 마운자로가 있었다면 어땠을까?

저탄고지 다이어트

저탄고지 다이어트는 탄수화물 섭취를 거의 금지하다시피 한다. 그러나 단백질과 지방 섭취에는 제한을 둘 필요가 없다는 주장에 근거한 식이요법이다. 탄산음료, 주스, 과일 등을 엄격히 금지하며, 소위 한 글자 음식(밥, 빵, 면, 떡)을 배척한다. 고기류 같은 것은 먹어도 문제가 없다고 한다. 이렇게만 해도 살이 충분히 빠진다고 했다.

2018년, 병원에서 나와 같은 연구실을 쓰던 김동중 형이 내 비만을 안타까워하여 저탄고지 다이어트를 해 보라고 권하셔서 시도해 보았다. 김동중 형은 본인 스스로가 저탄고지 다이어트의 유용성을 믿고 실천해 온 사람이다(김동중 형은 정상 체중 범위에 있다). 내가 실제로 저탄고지 다이어트를 해 보니 115kg 정도에서 107kg 정도까지 약 8kg 정도가 몇 개월에 걸쳐 서서히 감량되었다. 그러나 거기서 더 내려가지는 않았다.

규칙을 거의 어기지 않고 있는데도 체중이 더 이상 감소하지 않는 것이 이해하기 어려웠지만, 김동중 형은 나에게 말했다.

"네가 뭔가 본인 스스로 당(설탕류)을 먹고 있다는 사실을 인지하지도 못한 채로 먹고 있을지도 몰라. 그것을 찾아내야 해."

나는 억울하다고 생각했지만, 도리가 없었다. 그리고 저탄고지 다이어트는 덴마크 다이어트보다야 낫지만, 실제로 해 보면 평생 지속할 수는 없는 다이어트다. 저탄고지 다이어트 중에 피해야 하는 음식이 매우 많고, 사회생활에 지장을 느낄 정도이다. 가끔 단것을 너무 먹고 싶은데 절대로 먹지 못하니 괴로운 것은 물론이다.

저탄고지 다이어트로 107kg 정도까지 감량된 상태에서 체중이 정체되면서, 어떻게 하면 살을 더 뺄 수 있을까 고민하던 차에 누군가가 삭센다 주사를 추천해 주었다. 하지만 저탄고지 다이어트와 삭센다 주사를 병행하였을 때 추가 체중 감량이 전혀 없었다.

탄수화물을 많이 먹는 것이 몸에 나쁘고, 탄수화물 섭취를 줄이는 것이 몸에 좋다는 말은 사실이다. 이미 여러 연구를 통해 증명되어 있다. 그러나 고도 비만은 그 정도의 식이 조절로 해결되지 않는다. 고도 비만을 그 정도로 쉽게 보면 안 되는 것이다.

"○○는 얼마든지 먹어도 된대."

고도 비만 환자를 참으로 솔깃하게 하는 말이다. 원 푸드 다이어트는 말할 것도 없고, 크게 보면 저탄고지 다이어트도 그런 다이어트에 해당한다. 탄수화물만 엄격히 제한하면, '양질의 지방'이나 '양질의 단백질'은 '충분히' 섭취해도 된다는 것이다.

문제는 그런 말을 들었을 때 나 같은 고도 비만 환자는 다르게 생각한다. '충분히'를 보통 사람들과 다르게 해석하는 것이다.

'아하, 삼겹살이나 등심 같은 고기는
배가 터지게 먹어도 되겠구나.'

이처럼 항상 배불리 먹을 생각을 한다. '양질'의 지방이나 단백질이 무엇인지에는 별로 관심도 없다. 왜냐하면 대개 '양질'의 지방이나 단백질은, 지방과 단백질 중에서 특히 맛이 없는 것들인 경우가 많기 때문이다. 삼겹살이나 등심, 프라이드 치킨(양념 치킨은 안되니까) 같은 것을 입에 우걱우걱 밀어 넣으면서, '탄수화물만 안 먹으면 다른 것은 얼마든지 먹어도 된다고 했으니…….'라고 생각한다.

지금 생각해 보면 전부 다 부질없는 헛수고일 뿐이다. 비만을 치료하기 위한 식이요법에 관해 이런저런 학설들이 있지만, 나는 탄수화물이 대체로 몸에 좋지 않다는 것 외에는 식이요법에서 귀담아들어야 할 부분은 별로 없다고 생각한다.

무엇을 먹든 우리 몸은 필요한 것을 흡수하고 필요하지 않은 것을 지나가게 내버려둔다. 모든 음식은 최종적으로 똥이라는 공통의 결과로 변한다.

최근 몇백 년 동안 인류의 식생활은 크게 변했다. 사람들은 몸에 좋은 음식을 찾아 헤맨다. 굶주림에 시달리는 사람들도 먼 옛날에 비하면 크게 줄어들었다. 인류는 몇십 년, 몇백 년 전 훨씬 비위생적이거나 형편없는 음식들을 먹고도 잘 살았고, 인류의 평균 수명은 계속 늘어났다.

무엇을 먹거나 먹지 않음으로써 더 건강해질 수 있다고 믿는 것은 정신 승리일 뿐이다. 보디빌더들이 대회 출전을 앞두고 엄격하게 탄수화물을 제한하고 단백질 파우더 등을 먹는 것은 단기간에 효과를 보기 위해 특수 목적으로 하는 식이요법일 뿐이다. 장기적으로는, 한 사람이 무엇을 먹든 인체는 그 음식에서 필요한 것을 취한다. 그것을 또 필요한 성분으로 바꾸고, 필요하지 않다고 분류된 것을 버린다.

그런데 인체가 그 음식에서 필요한 것을 취하고, 또 필요한 성분으로 바꾸는 것, 또 얼마나 축적할지를 조절하는 메커니즘의 영점 조정calibration이 잘못되어 있다면 어떻게 될까?

몸에 실제로 영양분이 모자라지 않는데, 인체 내에서 이것을 조절하는 메커니즘은 영양분이 부족하다고 판단하여 식욕을 부추기고, 단것을 찾게 하고, 소화가 더 잘되게 하고, 또 소화관에서 최대한의 영양분을 흡수하도록 한다면?

아마도 그런 잘못된 메커니즘을 가진 사람은 비만이 되는 길을 피할 수가 없을 것이다. 그리고 이렇게 잘못된 메커니즘으로 비만 상태가 되면, 다른 장기들에도 문제가 생긴다.

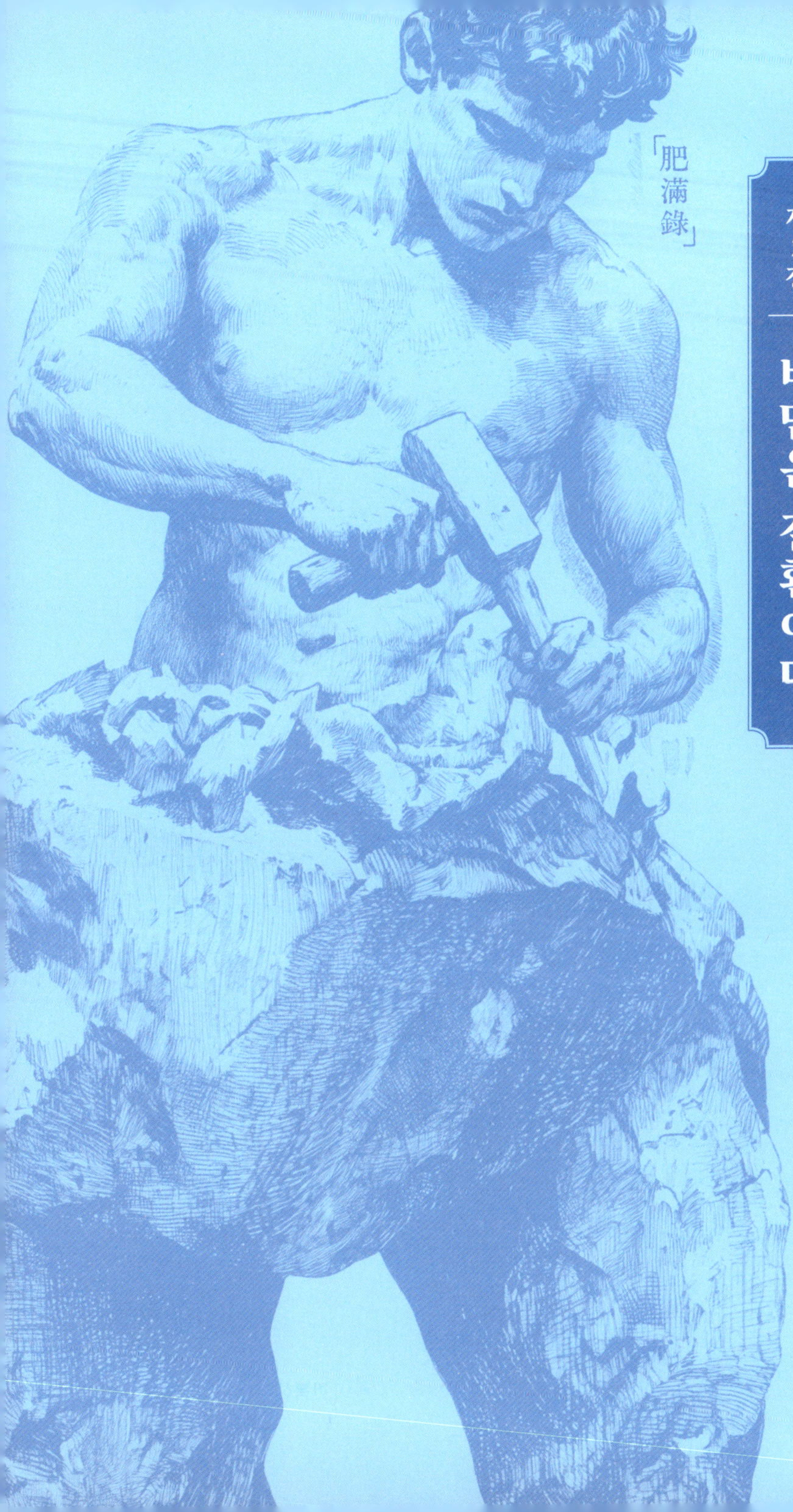

「肥滿錄」

제 2 장

비만은 질환이다

「肥[illegible]錄」

비만인과 일반인의 차이

— 세트 포인트의 비밀 1

최근 내가 위고비를 맞으면서 체중을 감량하던 중 85kg(BMI 약 26.7)에 도달했을 때 누군가가 내게 물었다.

"이제는 비만이 아니네요?"

"아닙니다. 아직 BMI가 25를 넘으니 여전히 비만이지요."

"그러면 살을 더 빼서 BMI가 25 미만이 되면 비만이 아닌 게 되는 거지요?"

"그렇습니다. 그렇지만 비만인이라는 사실은 변하지 않습니다."

"그게 무슨 말인가요?"

비만은 체질량 지수BMI라는 단일 지표를 이용해 진단할 수 있다. 한국의 기준에 따르면 BMI가 25 이상이면 비만에 해당한다. 그러니 체중 변화가 극심한 사람은 하루 사이에도 비만과 비만 아닌 상태를 오갈 수 있다.

'비만인'이라는 표현은 어떻게 보면 정체성의 문제이며, 이를 좀 더 과학적으로 설명하자면 바로 '세트 포인트set point'의 문제이다. 예를 들어, 나는 내 몸의 세트 포인트가 약 116kg(BMI 약 36.6) 근처에 있다고 믿는다. 이 세트 포인트는 외과적 수술이나 비만 치료약 없이, 그리고 가혹한 식이요법이나 운동 없이도 대체로 편안하게, 즉 무절제하게 살았을 때 도달하게 되는 몸무게를 의미한다.

세트 포인트 이론은 생리학生理學, physiology에서 주로 쓰이는 개념이다. 인체의 항상성homeostasis과 관련이 있다. 즉, 체중의 세트 포인트 이론은 체중을 특정 지점에서 유지하려고 하는 체중 항상성이 우리 몸에 존재한다는 것이다.

세트 포인트 이론에 따르면, 체중 항상성은 시상하부hypothalamus를 중심으로 한 중추 신경계central nervous system, 렙틴과 그렐린 등의 호르몬 시스템, 대사 적응, 장내 미생물, 갈색 지방 조직 등 다양한 메커니즘이 복합적으로 작용하는 정교한 시스템이다.

이 기능은 매우 강력하다. 웬만해서는 그 균형을 깨뜨릴 수 없다. 진화적으로 기아 상황에서 생존을 위해 발달한 것이고, 그 때문에 지금까지 이 눈금을 인위적으로 조작하기가 불가능했다. '적게 먹고 많이 움직인다'와 같은 단순한 접근법으로 이 조절 눈금을 바꿀 수 있다고 생각하는 것은 체중의 세트 포인트가 얼마나 강한지를 사람들이 잘 모르기 때문이다.

나 같은 고도 비만 환자의 경우, 애초에 체중의 세트 포인트가 비만 기준(BMI 25 기준으로 약 80kg)에서 크게 벗어나 있다. 그래서 나는 정상 체중에 도달하기 위해 앞서 언급한 여러 강력한(세트 포인트를 이기거나 세트 포인트를 일시적으로 기만할 수 있는) 방법들을 사용한다. 그렇다고 해서 내 몸에 내재한 세트 포인트 자체가 영구적으로 바뀌지는 않는다.

나는 위 소매 절제술을 받았다. 그 후로는 무절제하게 살더라도 폭식이 어렵기 때문에 약 103~104kg(BMI 약 32~33) 정도에서 새로운 균형을 이룰 수 있겠지만, 위 소매 절제술이 116kg이라는 본래의 세트 포인트를 영구적으로 변경시킨 것은 아니다.

마찬가지로, 위고비Wegovy나 마운자로Mounjaro를 투약하더라도 세트 포인트가 영구적으로 바뀐 것은 아니다. 단지 뇌를 비롯한 몸의 여러 부위를 약물로 '속여서' 세트 포인트의 눈금을 일시적으로 돌려놓은 상황이다. 이렇게 하면 원래 세트 포인트로 체중을 복구시키려는 신체의 여러 메커니즘 중 상당수가 작동하지 않게 되어 체중이 감소한다.

다수의 고도 비만 환자들을 대상으로 위고비를 꾸준히(68주 정도) 투약했을 때 평균 체중 감소율은 약 16% 정도였다. 평균 16%의 체중 감량이라는 것은 엄청난 숫자인데, 이는 이 연구에 참여한 고도 비만 환자 집단에 무절제한 사람과 절제력이 뛰어난 사람이 모두 포함되어 있기 때문이다. 위고비만을 투약하며 아무런 개인적 노력 없이 약물에만 의지하는 사람도 있고, 위고비 투약을 계기로 심기일전하여 식이요법과 운동을 병행하는 사람도 있었을 것이다.

이런 다양한 경우의 결과들이 모여 평균 16%의 체중 감량 효과로 나타난 것이다. 따라서 이 약이 얼마나 강력하며 약효가 재현 가능한지를 알 수 있다. 마운자로는 같은 기간 동안 투여 시 평균 21%의 체중 감량을 보였다. 위고비보다 더 강력한 약임을 알 수 있다.

그러나 위고비나 마운자로 투약을 중단하면, 다시 원래의 세트 포인트로 체중을 복구하려는 신체 메커니즘이 정상적으로(?) 작동한다. 그래서 요요 현상이 나타나 급격히 체중이 증가한다. 결국 투약 이전과 비슷한 수준이 되거나 심지어 투약 이전의 체중보다 더 높은 체중에서 세트 포인트가 재조정되는 슬픈 상황을 겪게 된다.

이것은 충분히 예상할 수 있는 일이고, 메커니즘을 따져 보면 당연히 그렇게 되는 것이 옳다. 따라서 위고비나 마운자로를 끊은 후 발생하는 요요 현상을 위고비의 부작용으로 보는 견해는 인체의 세트 포인트 개념을 정확히 이해하지 못한 데서 오는 오해라고 할 수 있다.

내분비내과의 모 선배 교수님이 어느 방송 인터뷰에서 다음과 같이 말씀하셨다. 토씨 하나까지 정확하게 말씀을 옮기지는 못했지만, 대체로 아래와 같은 취지였다.

"위고비 같은 약을 투여하면서 근 손실이 발생하는 것이 문제인데, 체중이 다시 증가하는 것을 막으려면 체중 감량 과정에서 근육 운동을 병행하여 근육량을 키워야 합니다."

그러나 나는 그분의 말에 전혀 동의하지 않는다. 고도 비만 환자는 그 세트 포인트가 영구적으로 변하지 않는 이상, 아무리 근육 운동을 열심히 해서 근육량을 늘려도(일반적인 운동량으로 체중 감소 중에 근육량을 늘리기는 정말 어렵다), 위고비나 마운자로를 끊으면 다시 체중이 증가한다.

왜냐하면 이 약을 끊으면 인체가 원래의 세트 포인트로 몸무게를 회복시키려고 하기 때문이다. 이러한 인체 항상성에 인간의 의지와 노력만을 가지고 저항하는 것은 헛수고일 뿐이다. 체중이 다시 증가하는 것을 막으려면, 투약을 중단하지 말아야 한다. 평생 한 번도 비만이었던 적이 없는 그 선생님과 내가 만약 이 주제에 관해 대화할 기회가 있다면, 한 번 여쭤보고 싶다.

"혹시 몰라서 그렇게 말씀하셨나요?"

한 사람의 몸에 내재한 체중 세트 포인트를 인위적이고 영구적으로 바꿀 수 있을까? 환자들을 관찰해 보면, 성인이 된 이후의 세트 포인트가 반드시 한 숫자에서 평생 유지되지는 않는 듯하다.

젊을 때 날씬하거나 정상 체형이었다가 중년이 되면서 체중이 점차 증가하는 경우가 많고, 노년에는 다시 체중이 감소하고 체구가 작아지기도 한다.

그러나 이것은 개인의 의도와 상관없는 변화다. 수술이나 약물 치료 없이 오로지 개인의 노력만으로 의도한 방향으로 세트포인트를 바꾸는 것은 극소수 운 좋은 사례에서만 가능한 이야기일 뿐이다. 일반적으로 재현 가능성은 매우 작다.

따라서 비만인이 다양한 방법으로 체중을 감량하여 '비만 상태'에서 벗어났다고 하더라도, 여전히 '비만인'이라는 정체성, 즉 비만 상태로 되돌아갈 수 있는 메커니즘이 기저에 유지되고 있는 상태임을 항상 잊지 말아야 한다.

이는 평생 안고 가야 할 짐과 같다. 비만 대사 수술과 혁신적인 비만 치료제가 개발되기 전까지는 이 짐을 아무리 내려놓고 싶어도 내려놓을 수 없었다. 그러나 최근 비만 대사 수술과 혁신적인 치료제의 등장으로 이 짐을 내려놓은 상태로 유지할 수 있게 되었다.

지금은 일주일에 한 번 피하 주사로 맞는 약물이지만, 시간이 지나면 경구용 약제로 바뀔 것이고, 비용 역시 점차 저렴해질 것이다. 오직 과학만이 이런 기적을 만들어 낼 수 있다.

미래에 우리 몸에 있는 체중 세트 포인트를 영구적으로 변경할 방법이 나온다면 우리는 어쩌면 이 짐을 완전히 내려놓을 수 있을지도 모르겠다.

우리 몸은 필사적으로 정해진 몸무게로 되돌아가려고 한다

— 세트 포인트의 비밀 2

이 책에서는 치료가 절대적으로 필요한 고도 비만을 체질량지수BMI 35kg/m²(3단계 비만) 이상으로 정의하고 그것을 전제로 모든 이야기를 풀어 나가고 있다. 그러나 사실 BMI 30kg/m² 이상(2단계 비만)이면 이미 심각한 비만 상태로 보는 것이 옳으며, 이 집단도 즉각 치료를 받아야 한다.

고도 비만에 관한 많은 이야기가 있다. 특히, 수많은 사람이 고도 비만을 본인의 의지와 노력으로 극복할 수 있다고(과체중 범위인 BMI 23~25에 들어가고 그것을 수년 이상 유지할 수 있다고) 말한다.

실제로는 절대로 그렇지 않다. 고도 비만에서 마치 비만의 원인인 것처럼 보이는 개인의 나쁜 습관은 사실은 그것 자체가 잘못된 세트 포인트로 인해 나타나는 결과다. 비만은 잘못된 세트 포인트로부터 여러 가지 현상이 초래되고 이로 인해 체중이 정상에서 한참 벗어난 지점에 머무르고 건강이 여러 측면에서 악화되는 대사 질환이다.

고도 비만을 대사 질환으로 이해하지 않고 한 개인의 정신 상태나 습관 문제로 돌린다면, 이 질환을 이해하지 못하고 있다는 의미이다. 고도 비만이라는 대사 질환이 고도 비만 환자에게서 공통으로 나타나는 행동 패턴을 만든다.

체중 감량에 상당히 성공했던 고도 비만 환자들이 2년쯤 뒤에는 어째서 99%나 요요 현상을 겪으며 본래의 몸무게로 돌아가거나 체중이 원래보다 더 증가하게 될까?

고도 비만 환자는 완전히 잘못된, 망가져 버린 대사 상태를 가지고 있다. 그 때문에 계속 양념 치킨을 찾게 되고, 밤에도 뭔가를 먹게 되고, 자기 전에 내일 아침에 무엇을 먹어야겠다고 생각하게 되고, 아침에 눈을 뜨자마자 뭔가를 먹게 되고, 시도 때도 없이 먹는 것이다.

고도 비만 환자의 시선으로 정상 체형 사람들의 행동을 관찰하다 보면, 그들이 이런 말을 자주 한다는 사실을 알게 된다.

"어휴, 너무 달아서 못 먹겠다."

"어휴, 너무 느끼해서 못 먹겠다."

나를 포함한, 고도 비만 환자들은 이런 말에 공감하지 못한다. 너무 달아서 못 먹는다는 것이 무슨 뜻일까? 나는 너무 달거나 느끼해서 먹기 힘든 음식을 거의 모른다.

'크리스피 크림 도넛 오리지널 글레이즈드'를 아는가? 생각만 해도 군침이 돈다. 위 소매 절제술을 받기 전의 나는 거의 설탕에 절인 듯한 그 도넛을 한 번에 12개도 먹을 수 있었다. 콜라, 딸기 우유, 초콜릿 우유를 마실 때처럼 말이다.

위 소매 절제술을 받은 후에도 먹을 수 있는 개수가 서너 개로 줄었을 뿐이지, 그걸 좋아하는 마음은 여전했다. 단지 그것이 내 몸에 좋지 않다는 사실을 이성으로 알기 때문에 내가 그 매장에 자발적으로 들어가서 그것을 사서 나오는 일이 없을 뿐이다. 그러나 누군가가 선물로 그것을 내게 주었거나, 환자나 보호자께서 주신 그것이 병동이나 의국에 놓여 있으면 그냥 지나치기 어려웠다.

어떻게든 한 개 정도 먹고 거기서 중단하면 스스로 성공했다고 생각했다. 물론 그래 놓고 내 연구실로 와서 콜라를 한 잔 마셨다. 그러고 나면 그 도넛을 한 개만 먹은 아쉬움을 달랠 수 있었다.

단것을 먹고 나면 이어서 또 프링글스나 다른 과자 같은 것들을 좀 먹어 줘야 한다. 콜라와 잘 어울리기 때문이다.

느끼한 음식은 어떤가? 어떤 이는 치킨을 느끼해서 못 먹겠다고 한다. 치즈가 잔뜩 들어간 피자도 느끼해서 못 먹겠다고

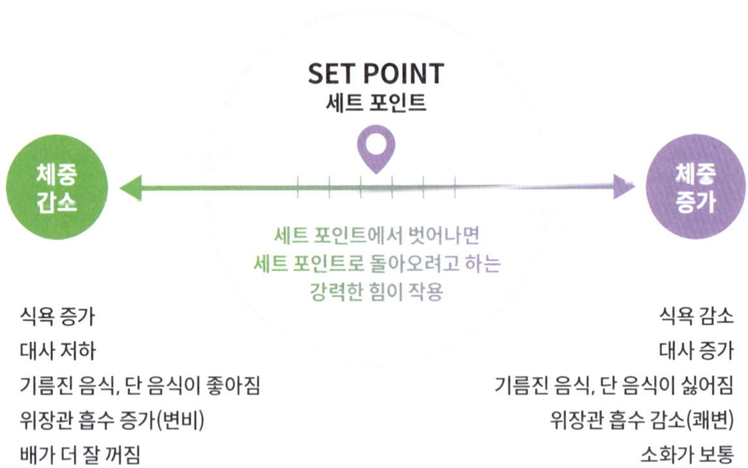

체중 세트 포인트에서 벗어나려고 할 때 나타나는 현상

한다. 치즈크러스트 피자의 치즈가 들어간 테두리를 느끼해서 못 먹겠다는 사람도 보았다. 너무나 아깝다.

나는 가족들과 피자를 먹을 때 치즈가 들어간 테두리를 남긴 것을 보면 아까워서 내가 먹곤 하였다. 전자레인지에 살짝 돌려서 치즈가 녹아내리게 하면 최고다.

'구구 크러스터'라는 아이스크림이 있다. 롯데제과에서 아주 오래전부터 판매하던 아이스크림이다. 나는 대부분의 아이스크림을 좋아하지만, 그중에서도 이 아이스크림을 압도적으로 좋아한다.

콘으로 되어 있는 것도 있으나 콘은 맛에 '에지'가 없다. 플라스틱 통에 들어 있는 파인트(?)가 최고다. 그 안에는 내가 좋아하는 것들이 다 들어 있다. 아몬드, 초콜릿, 마시멜로, 캐러멜이다. 그중 캐러멜이 제일 중요하다. 캐러멜은 다른 재료들의 텁텁함을 없애 준다.

위 소매 절제술을 받기 전의 나는 병원에서 밤늦게까지 일하거나 당직할 때 병원 편의점에서 사 온 구구 크러스터 한 통을 연구실에 앉아서 혼자서 퍼먹곤 했다. 한 통을 한 번에 다 먹었다. 편의점에서 주는 플라스틱 숟가락으로는 아이스크림을 효율적으로 퍼먹을 수 없으므로, 내 연구실에는 내가 씻어서 사용하는 금속으로 된 큰 숟가락과 작은 숟가락이 각각 하나씩 있었다.

위 소매 절제술을 받고 난 후에는 당분간(이것이 영원해야 했는데 '당분간'이었던 것이 문제다) 탄산음료와 과자, 단것 등은 입에 대지 않았다. 그러나 언제부터인지 기억나지 않지만, 고삐가 풀리면서 나는 다시 이런 것들을 먹기 시작했다.

수술 후 아마도 1년 이상 지났던 시점에 구구 크러스터를 오랜만에 다시 먹어 보았는데, 당시에는 3분의 1 정도 먹을 수 있었다. 나머지는 냉장고에 넣어 두었다가 또 먹었다. 2024년 9월경에는 한 번에 3분의 2 정도까지 먹을 수 있었다. 내가 구구 크러스터를 이렇게 잘 먹는다고 이야기를 하면 사람들은 놀란다. 그렇게 열량이 높은 것을(한 통에 940kcal) 어떻게 그렇게 한 번에 많이 먹느냐고 했다.

그럴 때마다 나는 웃을 뿐이었다. 나도 내가 이걸 어떻게 이렇게 잘 먹는지 모르겠다. 구구 크러스터는 하나의 예일 뿐이다.

본과생 때 나는 동숭동에서 자취 아닌 자취를 했는데, 여름이면 냉장고에 소위 '하드'라고 불리는 아이스크림이 20~30개씩 가득 차 있었다. 연달아서 4~5개 정도 먹는 것은 아무 일도 아니었다.

그때 내 여자친구(지금의 아내)는 어떻게 그렇게 아이스크림을 연달아서 많이 먹느냐고, 배탈이 나지 않느냐고 나에게 물었다. 배탈 같은 것은 좀처럼 나지 않는다. 사실 4~5개 선에서 그치는 일도 내 나름에는 자제였다.

치킨도 양념 치킨과 프라이드 치킨이 있다면 나는 꼭 양념 치킨을 선택한다. 양념 치킨에 들어가는 양념 소스는 물엿을 베이스로 하는 경우가 많다. 물엿에 여러 가지 양념을 섞어 걸쭉하고 매콤달콤하게 만들어서 프라이드 치킨의 겉에 바르는 것이다.

이번에 물엿의 영양 성분을 찾아보았는데, 물엿은 100g당 탄수화물이 76g 들어 있다. 양념 치킨은 사실상 설탕을 끼얹은 것이나 마찬가지라는 말이다. 그냥 치킨도 기름진데, 거기에 설탕까지 끼얹었으니, 이것이 고도 비만 환자에게 얼마나 해로운 음식일지 더 설명할 필요가 없다.

그러면 내가 그걸 몰라서 양념 치킨을 선택할까? 아니다. 아주 잘 안다. 그렇지만 양념 치킨이 프라이드 치킨에 비해 훨씬 더 자극적으로 매콤달콤한 맛이 있으므로 양념 치킨을 선택한다. 양념이 잘 밴 바삭바삭한 껍데기를 벗겨서 먹으면 그 쾌감은 이루 말로 표현할 수 없다.

이걸 먹으면서 또 콜라도 먹는다. 제로 콜라? 그런 것은 취급도 안 한다. 제로 콜라를 먹느니 그냥 하늘보리나 옥수수 수염차를 마시겠다. 제로 콜라는 맛을 향한 기만이라고 생각한다. 어떤 사람들은 제로 콜라도 먹을 만하다고 말하는데, 내 경험으로는 주로 정상 체형을 가진 사람들이 그렇게 말한다.

나는 눈을 감고 마셨을 때 콜라와 사이다는 구별하지 못하지만, 콜라와 제로 콜라는 구별할 수 있다. '진짜 설탕'이 들어 있지 않은 것은 혀가 예민하게 구별해 내기 때문이다. 한 번은 회진을 위해 병동에 갔는데, 스테이션에 누가 웰치스 포도로 보이는 탄산음료를 종이컵에 담아 둔 것을 발견했다. 나는 주위 사람들에게 물어보았다.

"이거 누구 거죠?"

"교수님, 그냥 드셔도 됩니다. 방금 따라 둔 거예요."

"아, 그래요?"

반가운 마음에 나는 그것을 바로 한 모금 들이켰다. 그런데 맛이 너무 이상했다.

"이거 웰치스 '제로'인가요?"

"어떻게 아셨어요? 모르실 줄 알았는데."

"저는 '제로'는 맛이 없어서 먹지 않습니다."

"그게 구별이 되나요?"

"아주 잘 구별됩니다."

나는 웃으며 남은 음료를 종이컵째로 쓰레기통에 넣었다.

고도 비만 환자는 대사가 망가져 있다. 이 망가져 있는 대사가 가리키는 적정 체중의 눈금(세트 포인트)도 잘못되어 있다. 몸이 어떤 수단과 방법을 써서라도 그 잘못된 적정 체중을 달성하고자 총력을 기울이기에, 그 몸무게에서 벗어나기 힘들 수밖에 없다.

정상 체중인 사람들은 너무 달아서 못 먹겠고 너무 느끼해서 못 먹겠는 음식을 내가 이렇게 잘 먹는 이유는 간단하다. 내 몸이 총력을 다해 그 음식을 지향하기 때문이다.

나는 누가(고도 비만까지는 아니더라도) 꽤 비만이었는데 살을 뺐고, 그 후로도 뺀 상태를 잘 유지하면서 지내고 있다고 하면 최대한 자세히 알아보는 편이다. 그리고 그런 사람에게는 대체로 이런 공통점이 있다.

살을 뺀 후로 그 상태를 잘 유지하면서 지내는 사람은 적어도 고등학생이나 대학생 정도, 혹은 20대까지는 정상 체중이었던 경우가 많다. 태어나서 유년기 이후로 한 번도 날씬한 적이 없던 사람이라면, 이렇게 살을 뺀 상태를 유지하면서 성공적으로 잘 지내는 경우가 드물다.

처음부터 비만이지는 않았던 사람은 원래 뚱뚱했던 고도 비만 환자보다 대사가 덜 망가져 있거나 뇌 어딘가에 날씬했던 시절의 세트 포인트가 남아 있는 듯하다.

이와 달리, 유년기 이후로 계속 비만 상태였던 사람은 뇌에 정상 체중 기억 자체가 없는 것 같다. 바로 이 때문에 정상 체중까지 감량하기가 어렵고, 정상 체중을 유지하기는 훨씬 더 어렵지 않나 싶다.

고도 비만 환자는 다이어트를 2~3주 이상 지속하면 반복적 혹은 간헐적으로 폭식의 충동을 느끼는 괴로운 상황에 부닥치게 된다. 이것은 다이어트를 도중에 포기하게 되는 주요 원인이다. 또한 이런 고비들을 이겨 내고 목표 체중에 도달하였다가도 목표 체중 근처에서 유지하지 못하고 요요 현상을 겪는 원인이기도 하다.

이러한 폭발적 식욕은 절대로 의지가 약하거나 정신 상태가 썩어서 나타나는 것이 아니다. 망가져 있는 대사 상태가 가리키는 내 몸의 적정 몸무게(고도 비만 몸무게, set point)에서 한참 밑으로 내려와 있는 몸무게를 고도 비만 몸무게로 되돌려 놓기 위해 뇌와 내분비 기관들이 총력을 다해 신호를 보내기 때문이다.

그리고 나는 잘못된 세트 포인트로 되돌아가려는 신체 반응에는 위장관의 영양분 흡수 효율 증가도 포함된다고 생각한다. 적나라하게 말하면, 세트 포인트에서 몸무게가 많이 낮아져 있다면 같은 양의 음식을 먹었을 때 대변의 양까지도 영향을 받는다. 음식에서 최대한의 영양분을 받아들이기 위해 위장관이 최대한의 흡수 지향적 상태로 변한다는 의미다. 즉, 대변의 양이 줄어든다.

나는 대부분의 비만 전문가가 이 부분을 언급하지 않는 이유를 짐작할 수 있다.

첫째, 이러한 설명을 하는 전문가(의사) 중에는 고도 비만 환자였던 사람이 거의 없기 때문이다. 그들은 자신의 원래 세트 포인트에서 아래로 크게 벗어나는 경험을 해 본 적이 없다. 그러니 이러한 현상이 얼마나 강력하게 나타나는지 제대로 알 수 없다.

둘째, 아무도 '똥의 양' 따위의 더러운 주제를 이야기하고 싶어 하지 않기 때문이다. 다이어트 중인 환자가 의사와 상담할 때 '변비'를 호소하는 경우는 있어도 '똥의 양'이 줄었다고는 하지 않는다. 그러나 스스로 '변비'라고 믿는 증상이 실제로는 '똥의 양'이 줄었기 때문일 수가 있다는 생각을 해 봐야 한다.

그렇다면 똥의 양은 왜 줄었을까? 우선 적게 먹어서 그렇겠지만, 나는 한 가지 이유가 더 있다고 본다. 적게 먹은 것에서 최대한 양분을 흡수하려다 보니 잔여물이 줄어드는 기전 또한 고려해 보아야 한다.

비만 외에는 다른 신체, 정신적 질병이 없는 개인이 어느 정도의 시간이 걸리든 간에 물리(수술), 화학(약물)적 개입 없이 순전히 자신의 노력만으로 자기 몸의 체중 세트 포인트를 재설정하는 것이 가능한지에 관해서는 나는 회의적인 입장이다.

몸무게 세트 포인트의 위력은 실로 강력하다. 내가 스스로 숨을 쉬지 않고 최대한 오래 참아 보겠다고 작정했을 때 어느 정도 이상 참고 나면 결국에는 이겨 내지 못하고 숨을 다시 쉬게 되는 것과 마찬가지다. 그 수준의 고통을 당사자에게 안긴다.

아무런 약이나 도구의 도움 없이 자기 의지로 숨을 참아서 질식사에 이를 수 있는 건강한 사람은 사실상 존재하지 않는다. 이러한 수준의 강력한 메커니즘을 한두 번은 정신력으로 이겨 낼 수 있을지 몰라도, 평생 이겨 내기란 불가능하다. 그 때문에 일시적으로 상당한 체중 감량에 성공했던 고도 비만 환자의 99%가 요요 현상을 겪는 것이다.

영국의 국립 체중 조절 레지스트리National Weight Control Registry, NWCR 데이터에 관한 연구 결과가 2012년 「Obesity」에 발표되었는데, 이 레지스트리에는 체중을 30파운드(13.6kg) 감량하고 최소 1년 이상 유지한 사람들만 등록될 수 있다.

이 연구 결과에 따르면, 체중을 30파운드 감량하고 1년 이상 유지하는 성공률은 20% 미만이었으며, 5년 후 10% 이상 체중 감량을 유지한 사람은 8%에 불과했다. NWCR 등록자 중 5년 후 45%가 초기 식이 패턴을 유지하지 못했다(*Obesity* 2012; 20(10):2039~2047).

2015년 「American Journal of Public Health」에서 발표한 내용에 따르면, 약 18만 명을 대상으로 한 연구에서 BMI 30~35 집단은 9년 추적 시 정상 체중 달성률이 남자 0.47%, 여자 0.81% 였다. BMI 40 이상 집단은 9년 추적 시 정상 체중 달성률이 남자 0.08%, 여자 0.15%였다(*Am J Public Health* 2015; 105: e54~e59).

그렇다면 우리는 대체 어떻게 해야 이토록 강력하고 무지막지한 세트 포인트를 꺾어 버릴 수 있을까?

우리의 뇌와 내분비 기관에서 정한 잘못된 적정 몸무게를 무너뜨릴 방법은 대체 무엇일까?

또 어떻게 해야 무너뜨린 그 상태를 계속 유지할 수 있을까?

이것은 절대로 개인의 의지로 할 수 있는 일이 아니다. 고도 비만 환자 1,000명 중의 1명이나 2명 정도가 정신력으로 그것을 해냈다고 하면 이것을 일반적인 치료법으로 보편화할 수 있는가? 그렇지 않다. 그 때문에 그런 해결 방법은 논할 가치가 없다.

이쯤 되면, 최근 유튜브에서 올리브유를 먹으면 살이 빠진다든가, 이것만 하면 지방만 쏙 빠지게 할 수 있다든가 하는 말을 하는 사람들이(심지어는 이들 중에 의사 면허 소지자도 있다) 타당성 없는 이야기를 하고 있다는 사실을 알아야 한다. 여러분을 속여서 경제적 이득을 취하거나 유튜브 조회수를 올리고 명성을 얻어 보려는 의도에서 그런 말을 하는 것이다.

행동 요법이나 뇌 인지 기법을 이용해서 고도 비만을 치료할 수 있다는 주장은 신뢰할 만한 증거를 가지고 있지 않다. 나는 특히 비만 치료에 효과가 있는 앱을 개발했다는 부류의 이야기(디지털 치료제)를 들으면 분노를 느낀다. 무엇이 비만 환자가 먹지 말아야 할 음식이고 어떤 음식이 몇 kcal인지를 몰라서 고도 비만 상태에 있는 것이 아니기 때문이다. 말장난으로 연구비를 따려고 하거나 명성을 얻고 싶은 사람의 헛된 주장일 뿐이며, 생각해 볼 가치도 없다.

나는 현재 노보 노디스크, 일라이 릴리 등 최근 주목받는 비만 치료제를 판매하고 있는 어떤 제약 회사와도 제휴 관계를 맺고 있지 않고, 지금 고도 비만 환자를 진료하고 있지 않다(앞으로 수요가 생긴다면 고도 비만 환자를 돕기 위해 클리닉을 열 수도 있다는 생각은 한다).

나는 오로지 나와 같이 고도 비만으로 고통받는 환자들에게 헛돈을 쓰지 않고 가장 지름길로 고도 비만에서 탈출할 방법을 알려 주고 싶고, 내 경험을 공유하고 싶다는 생각뿐이다. 위고비나 마운자로 1년 치를 맞으려면 한국에서는 550만 원 전후의 비용이 든다. 이게 비싸다고 생각하는가?

고도 비만 환자들은 지금까지 아무 효과도 없는 치료법(?)에 일 년에 천만 원은 우습게 지출해 왔다. 그리고 살을 빼서 해당 치료를 마치고 일상으로 돌아가면 다시 체중이 복구되는 과정을 반복해서 겪었다.

지금까지는 달리 뾰족한 치료 방법도 없었으니 그렇게 해 왔다 하더라도, 이제는 효과가 확실한 방법이 나왔으니 더 이상 그런 헛돈을 써서는 안 된다. 고도 비만 환자가 위고비나 수술을 통해 체중을 감량하는 것은 옳은 방법이 아니기 때문에 운동과 식이요법으로 체중을 감량해야 한다는 주장이 있지만, 이것은 고도 비만이라는 질환을 이해하지 못하기 때문에 하는 말이다.

운동과 식이요법으로는 체중 감량을 충분히 하기 어렵다. 그리고 체중 감량을 충분히 하더라도 그것을 유지할 수 없다. 통계로 증명된 사실이다.

초고도 비만 환자들이 일시적으로 전문 트레이너의 관리를 받으면서 수십 kg을 감량하였다고 하는 영상을 유튜브에서는 다수 찾을 수 있다. 그러나 그렇게 체중을 감량했던 초고도 비만 환자들의 수년 후 근황을 찾아보면 대부분 초고도 비만 상태로 돌아가 있다. 그 외는 근황을 알 수 없는 사람들이다. 근황이 나오지 않는 사람들은 살이 빠진 상태를 유지하고 있어서가 아니라, 그냥 근황이 밝혀지지 않았을 뿐이다.

고도 비만이 만들어 낸 악몽 1

— 수면 무호흡증

나는 2006년 3월부터 2010년 2월까지 서울대병원에서 흉부외과 전공의 수련을 받았다. 그때 나는 흉부외과 코골이 대마왕 두 명 중 한 명이었다. 당시에는 전공의 주 80시간 근무 제도 따위가 없었기 때문에, 전공의들은 병원에서 일주일 내내 살면서 토요일 또는 일요일 하루만 오프를 받아 외부에서 잠을 자고 들어왔다. 당직실에서 내 코 고는 소리가 너무 컸기 때문에 같은 당직실을 쓰는 동료 선후배들에게 많은 폐를 끼쳤다.

그러던 어느 날, 나에게 이상한 증상이 나타났다. 언제부터였는지 기억이 나지 않지만, 자다가 가끔 등허리가 아파서 깨어나 보면 내가 누워 있지 않았다. 침대 매트리스 위에 양반 다리를 하고 앉아 벽에 등을 기대고(또는 기대지 않고 앞으로 수그린 채로) 있는 것이었다.

내가 언제 일어나 앉았는지도 알 수 없었다. 처음에는 화장실에 가려고 앉았다가 그대로 다시 잠들었나 했다. 뭔가 답답해서 일어나 앉은 것 같다는 희미한 기억이 어렴풋이 떠오르기도 했다. 그러나 이 증상의 원인을 모른 채로 나는 전공의 수련을 마쳤다.

전공의 수련 과정은 육체적·정신적 한계를 시험하는 것과 같은 괴로운 시간의 연속이다. 당시 나는 그 과정을 거치면서 아무 때나 콜라와 기름진 음식을 즐겨 먹었다. 나는 술을 싫어하기 때문에 술은 마시지 않았고 흡연도 해 본 적이 없지만, 그 이상으로 콜라와 기름진 음식을 즐겨 먹었다.

미개한 시절의 이야기지만, 내가 전공의일 때는 당시 흉부외과 인턴 선생들이 팀의 저녁 식사를 시켜 주었다(비용은 전공의 중 당번인 연차에서 일괄적으로 부담). 그러다가 내가 높은 연차 전공의가 되자 인턴 선생들의 인계장에 '장형우 선생님은 고기가 없으면 식사를 하지 않으십니다'라는 내용이 적혀 있기도 했다.

인턴이 한 달을 근무하면 그다음 달에는 새로운 인턴으로 바뀐다. 그런데 어떤 경우에는 인턴 간의 인계가 미흡했는지, 밤 9~10시쯤 수술이 끝나고 나서 늦은 저녁을 먹기 위해 수술장 식당에 가면 고기를 적게 시켰거나 혹은 먼저 저녁을 먹은 사람들이 고기를 전부 다 먹어 버려서 고기반찬이 남아 있지 않기도 했다.

그럴 때 나는 기분이 굉장히 나빠졌다. 이런 경우 나는 인턴에게 전화를 해서 구체적으로 추가 주문할 메뉴(이를테면 원할머니 보쌈이라든가, 둘둘 치킨, 대학 통닭 등)을 지시하곤 했다. 그리고 그 음식이 도착할 때까지 30~40분을 더 기다리는 수고로움을 감수하면서까지 고기반찬을 갖춰서 저녁을 먹었다.

또한, 심장 파트 쪽에 있으면 응급 상황이 흔히 발생한다. 그 때문에 잠을 못 잘 때가 종종 생기니 틈이 나면 쪽잠이라도 자두려고 노력했다. 운동을 하면 피곤해지니 아예 하지 말아야겠다고 생각했다.

이렇게 살았으니, 살이 찌지 않을 수 있겠는가? 내 기억으로 전공의 시작할 때쯤 110kg이 안 되었는데 전공의 수련을 마칠 때는 거의 118kg 정도가 되었다.

2010년에 전문의를 취득한 후 나는 4월 말에 공중 보건 의사로서 국립목포병원(결핵병원)에서 복무를 시작하였다. 논산 육군 훈련소에 들어갈 때 몸무게가 118kg 정도였고, 논산 훈련소에서 나온 직후의 몸무게는 111kg 정도였다.

그때 병원에 딸린 관사에서 혼자 살고 주말에만 서울로 올라오는 주말부부로 지냈는데, 자다가 일어나 앉은 채로 계속 자는 증상이 여전히 반복되었다. 당시 혈압을 재 보면 수축기 혈압 150~160mmHg도 예사로 나오곤 했다.

나는 약을 먹지 않고 어떻게 좀 혈압을 낮춰 볼 수 있지 않을까 하는 헛된 생각을 하면서 혈압약 먹기를 미루었으나, 혈압이 정상 범위로 측정되는 일이 거의 없다는 사실을 결국 깨달았다. 그리고 혈압약 복용을 시작하였다.

사실 왜 내가 앉아서 자게 되는지를 훨씬 일찍 깨달았어야 했다. 내가 자다가 앉은 자세로 바꿔서 계속 자는 이유는 바로 폐쇄성 수면 무호흡증 때문이었다.

나는 수면 무호흡증이 혈압 상승의 직접적인 원인이 된다는 사실을 관찰로 알고 있었다.

전공의 시절 40세도 되지 않은 비교적 정상 체형의 남자 환자가 급성 대동맥 박리증으로 중환자실에 입원한 적이 있다.

그때 환자의 요골 동맥에 동맥 혈압 카테터를 삽입하여 실시간으로 혈압을 관찰할 수 있었는데, 환자의 혈압은 별다른 조절 없이도 정상 범위에 있었다. 그런데 잠이 들자 환자는 코를 심하게 골았다. 그러다가 꺽꺽 소리를 내면서 숨쉬기 힘들어하기도 했다.

나는 환자 곁에 서서 모니터를 지켜보고 있었는데, 순식간에 수축기 혈압이 180대까지 올라갔다. 대동맥 박리증 환자의 혈압이 그렇게 오르면 매우 위험하다. 그래서 담당 간호사도 놀라고 나도 놀라서 허겁지겁 혈압을 낮추려고 했다.

우선 환자를 깨웠다. 그랬더니 코골이가 멈추고, 혈압이 빠른 속도로 정상화되었다. 일단 안심하고 기다려 보았는데, 잠시 후 환자가 다시 잠드니 똑같은 일이 반복되었다. 코를 골고 수면 무호흡이 나타나니 극도의 고혈압으로 이어지는 것이었다.

환자에게 자세히 물어보니 이미 코골이 때문에 UPPPuvulopalatopharyngoplasty, 구개수 구개인두 성형술라는 이비인후과 수술을 받은 적이 있다고 했다. 그 수술을 받았음에도 폐쇄성 수면 무호흡이 상당히 남아 있는 것이었다.

아무리 수면 다원 검사polysomnography를 기반으로 한 폐쇄성 수면 무호흡증 연구라 할지라도, 단지 수면 중 환자의 혈압을 모니터링하기 위해 침습적 시술인 요골 동맥 카테터 삽입까지 하는 예는 없다(윤리적으로 허용되지 않을 것이다). 따라서 폐쇄성 수면 무호흡증 발생 시 엄청난 혈압 상승이 동반된다는 사실에 관한 증거 문헌은 찾기 어려울 것이다.

내가 그 현상을 실제로 관찰할 수 있었던 것은 해당 환자가 요골 동맥 카테터 삽입을 통한 실시간 혈압 모니터링을 꼭 필요로 하는 급성 대동맥 박리증 환자였기 때문이다.

내가 실제로 어떤 계기로 양압기 사용을 시작하게 되었는지 정확히는 잘 기억나지 않는다. 그러나 나 자신이 심한 폐쇄성 수면 무호흡증을 겪고 있다는 사실을 인지하자마자 나는 근무하던 세종병원의 이비인후과 선생님에게 찾아갔다.

이비인후과 선생님은 이렇게 말씀하셨다.

"비만인 사람은 UPPP 수술을 한다 해도
코골이나 폐쇄성 수면 무호흡증을 없앨 수 없는 경우가 많아요.
양압기를 한번 써 보는 게 어때요?"

그 당시가 2016년 정도였던 것으로 기억하는데, 양압기 사용에 보험 적용이 되지 않았다. 수면 다원 검사를 하더라도 양압기 구매나 임대에 경제적 지원을 기대할 수 없었다. 그래서 나는 큰마음을 먹고 250만 원 상당의 양압기 장비를 구매했다.

양압기는 거추장스러워서 결국에는 적응하지 못하는 환자가 상당히 많다(내 친구인 이비인후과 전문의의 말에 따르면, 양압기 처방을 했을 때 적응하는 환자는 대략 40~60%정도로 알려져 있다고 한다).

처음에는 나 역시 양압기를 착용하고 자는 것이 어색했고, 자다가 숨을 못 쉬어서 죽는 것이 아닐까 하는 의심을 하기도 했다. 그러나 점차 적응하게 되었고, 처음에는 코 전체를 덮는 마스크nasal mask로 하다가 필로 마스크pillow mask가 나에게 더 맞는다는 사실을 알게 되어 이후로는 필로 마스크를 사용하였다.

양압기를 사용하고 자는 데 성공하면, 폐쇄성 수면 무호흡증이 있을 때와는 완전히 다른 잠을 자게 된다. 우선 자다가 일어나 앉아서 자는 일이 없어지는 것은 당연해진다. 자다 깨서 소변을 보러 가는 일이 현저히 줄어든다.

혈압이 과도하게 높아지면 같은 양의 수분을 섭취해도 소변이 더 많이 생성된다. 심장 수술을 받은 환자들을 중환자실에서 지켜보면 혈압이 높을 때 소변이 많이 만들어지는 현상을 알게 된다.

수면 중 폐쇄성 수면 무호흡증이 있을 때 혈압이 오르기 때문에 소변이 많이 나오게 되던 것이 양압기를 사용하면서 혈압이 별로 오르지 않게 되어 소변량 생성이 줄어들고, 자다가 소변을 보러 화장실에 가는 일이 줄어들게 되는 것으로 추정한다. 깊이 자게 되므로 당연히 낮에 졸리는 현상도 현저히 줄어든다.

위 소매 절제술을 받은 뒤 급격한 체중 감소를 겪으면서 105kg보다 낮은 몸무게가 되자 양압기를 사용하지 않아도 폐쇄성 수면 무호흡이 나타나지 않게 되었다. 당연히 코도 거의 골지 않게 되었다. 그러면서 자연스럽게 양압기를 사용하지 않게 되었는데, 안타깝게도 수술 후 몇 년이 지나자, 잘못된 식습관과 운동 부족이 되풀이되었다. 결국 체중이 다시 늘어났다. 심한 코골이 또한 재발했다. 체중이 90kg까지 감소했다가 수년에 걸쳐 다시 100kg에 도달해 생긴 부작용이었다. 결국 나는 창고에 넣어 두었던 양압기를 다시 꺼내야 하는 상황에 이르렀다.

폐쇄성 수면 무호흡증이 어떤 좋지 않은 결과(특히 심혈관계에)를 낳는지와 관련하여 이미 많은 연구 결과가 있다. 그 때문에 여러 국가에서 비만 치료 보험 적용 기준을 정할 때 수면 무호흡증을 포함시키고 있다. 2025년 현재 우리 나라 비만 대사 수술 보험 적용 기준은 아래와 같다.

❶ BMI 30 이상

❷ BMI가 27~30 범위에 있으면서 체중 관련 동반 질환 (이상 혈당증, 제2형 당뇨, 고혈압, 이상 지질 혈증, 폐쇄성 수면 무호흡증 또는 심혈관계 질환)이 있는 경우

보시다시피, 폐쇄성 수면 무호흡증은 이미 당뇨, 고혈압, 고지혈증, 심혈관계 질환 등과 어깨를 나란히 하고 있다. 따라서 이번 장은 다음과 같이 요약하면서 끝내고 싶다.

폐쇄성 수면 무호흡증은 심혈관계에 많은 부담을 주며, 깨어 있는 동안의 고혈압과도 유의미한 연관성이 있다. 그리고 동맥 경화, 급성 대동맥 증후군, 관상 동맥 질환 등과도 깊은 연관성을 갖는다. 따라서 폐쇄성 수면 무호흡증은 반드시 치료해야 한다.

폐쇄성 수면 무호흡증은 정상 체형(BMI 25 이하)인 사람에게도 나타날 수 있고 비만인 사람에게도 나타날 수 있다. 그러나 그 확률을 따지자면 비만인 사람에게 나타날 가능성이 훨씬 크다.

비만이면서 수면 중 코를 많이 고는 사람은 스스로 폐쇄성 수면 무호흡 환자일 가능성을 인지해야 하며, 반드시 체중을 감

량해야 한다. 아직 체중을 충분히 감량하지 못했다면, 이비인후과 또는 신경과 전문의와 상의하여 양압기 사용 등의 적절한 치료를 받아야 한다. 폐쇄성 수면 무호흡증 환자가 이 질환에서 벗어나면 삶의 질이 개선되고, 심혈관계 사망의 위험을 크게 낮출 수 있다.

고도 비만이 만들어 낸 악몽 2
— 부정맥

62쪽의 그래프를 보면 연령대가 높을수록 고도 비만 환자의 수가 줄어들고 있다. 이것은 고도 비만 환자들의 체중이 감소했기 때문이 아니다. 고도 비만 환자의 수명이 짧아 일찍 사망하기 때문에 이와 같은 결과로 나타난다.

일반인이 이해하기 쉽게 부정맥不整脈을 설명하자면, 심장 박동이 불규칙하거나, 지나치게 느리거나 빠른 상태를 포괄적으로 칭하는 말이다. 반드시 고도 비만과 연관 짓지 않더라도, 50세 이하의 비교적 젊은 나이부터 부정맥으로 고통받는 환자가 꽤 많다. 부정맥 때문에 술을 마시지 않는다고 하는 사람도 꽤 있다.

부정맥은 내가 고도 비만과 관련하여 겪은 가장 고통스러운 문제이다. 나는 2018년 어느 날부터 부정맥 증상을 느꼈다. 증상은 하루 중 가끔 예고 없이 찾아왔고, 심장이 있는 부위에서

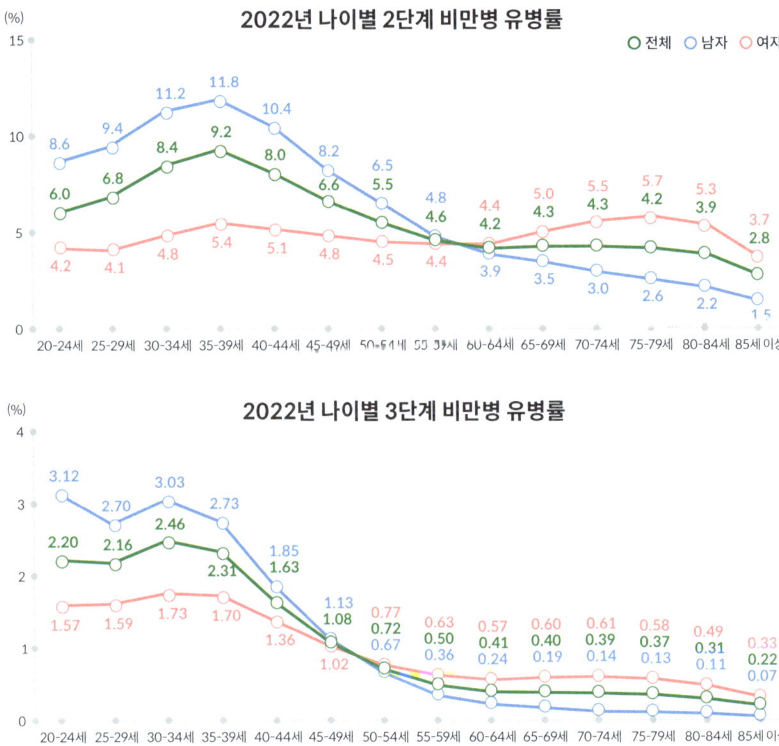

2022년 나이별 2, 3단계 비만병 유병률

출처: 대한비만학회 비만병 팩트 시트 2024

'덜커덕' 하면서 불규칙한 두근거림이 느껴지는 양상이었다. 마치 딸꾹질처럼 수 시간에서 반나절 정도까지 지속되다가 없어지곤 했다.

나는 아이폰과 연동하여 간이 심전도를 확인할 수 있는 제품(AliveCor의 KardiaMobile 1L)을 구매하여 증상이 느껴질 때 내 심전도를 확인해 보았다. 심방 조기 박동atrial premature complex이라고 부르는 흔한 부정맥이었다(지금은 애플 워치에서 심전도 모니터링이 가능하므로 애플 워치를 이용한다).

심방 조기 박동은 심박동의 전기 신호가 정상적으로 시작되어야 할 동방 결절sinus node에서 시작되지 않는다. 심방 조기 박동은 심방의 어딘가에서 전기 신호가 시작되어 심실의 수축까지 이어짐으로써 결과적으로 불규칙한 박동을 일으키는 것을 말한다. 정상적인 동 율동sinus rhythm 중간에 가끔(예를 들어 1분에 2~3회 정도) 나타난다.

흉부외과 의사인 나는 환자들에게서 심방 조기 박동이 나타나는 것을 수도 없이 보았다. 심방 조기 박동은 부정맥 중에서 위험성이 사실상 거의 없는 대수롭지 않은 부정맥이며, 일시적으로 나타났을 경우 수액 치료나 전해질 교정 등을 통해 비교적 쉽게 없앨 수 있다(부정맥이 없는 상태로 만들 수 있다는 의미다).

사실 심방 조기 박동을 보이는 환자 중에 아무 증상을 느끼지 못하는 환자들이 증상을 느끼는 환자보다 더 많다. 그러나 나는 그렇지 않았다. 심방 조기 박동의 증상이 나타나면 너무 신경 쓰이고 위화감이 느껴져서 다른 일에 집중할 수 없었다. 회진에도 집중할 수 없고, 논문을 읽을 때도 진도를 나갈 수 없었다. 업무에 집중할 수가 없으니 이러다가 폐인이 되는 것이 아닐까 하는 생각도 했다.

환자들에게서 나타나는 심방 조기 박동을 내가 직접 치료하고 있으면서도, 무엇 때문에 심방 조기 박동이 나타나는지 새삼스럽게 교과서를 들추어 보고, 최신 지견을 정리한 리뷰 논문이 있는지 확인해 보았다. 신통한 이야기는 없었다. 이미 다 알고 있는 내용이었다. 그러나 나는 언제 나에게 심방 조기 박동이 나타날지 몰라 불안했다.

내가 심방 조기 박동에 마음을 많이 쓸 수밖에 없었던 이유가 또 있다. 심방 조기 박동의 빈도가 잦은 경우 나중에 심방세동이 생길 가능성이 크다는 사실을 이미 알고 있어서였다.

심방 조기 박동은 정상 박동 사이사이에 가끔 나타나지만, 심방세동은 정상 박동을 완전히 대체한다. 심방세동이 나타나는 동안에는 정상 박동이 나타나지 않고 불규칙 박동이 끊임없이 이어진다(irregularly irregular). 의학적으로 정밀하지는 않지만, 아주 쉽게 설명하자면 심방세동이 심방 조기 박동에 비해 훨씬 더 진행한 부정맥이라고도 볼 수 있다.

심방세동이 생기면, 심장 안에 혈전(피떡)이 생길 가능성이 커지는데, 이때 아무 조치를 하지 않는다면 이 혈전으로 뇌졸중이 발생할 위험성이 커진다. 따라서 심방세동 환자는 이를 예방하기 위해 항응고제를 복용해야 한다.

그런데 항응고제를 복용한다는 일이 그리 간단치가 않다. 항응고제를 복용하는 환자들은 작은 상처가 나더라도 출혈이 쉽게 그치지 않을 때가 많다. 항응고제를 복용하던 환자가 우연히 코피가 났는데 그치지 않아서 응급실에 방문하는 경우는 매우 흔하다.

심방세동으로 항응고제를 복용하고 있는 환자는 치과 치료, 백내장 수술 등을 포함하여 출혈이 발생할 수 있는 모든 침습적 치료 시 항응고제를 며칠 동안 끊어야 한다. 이 과정에서 항응고제 중단과 관련된 소견서를 담당 의사에게 제출해야 한다든가 하는 번거로운 일이 너무나 많다.

내가 환자들에게 그런 내용의 소견서를 작성해 주고 항응고제 중단에 관해 설명하는 일을 하고 있기에 아주 잘 안다. 요즘 좋은 치료법이 많이 나와 있기는 하지만, 심방세동이 한 번 생기면 모든 심방세동을 다 없앨 수 있는 것이 아닌지라 걱정이 많았다.

그런데 논문을 찾아보던 중 새로운 내용을 알게 되었다. 심장 겉표면에 심외막 지방epicardial adipose tissue을 많이 가진 환자일수록 심방세동 발병 가능성이 커진다는 연구 결과가 꽤 많은 것이었다.

심외막 지방이 많아지면, 심장 자동 신경총ganglionic plexi의 수가 증가하고, 부정맥 신호를 만들어 낼 수 있는 지점이 많아지기 때문에 그렇다고 한다(*Acta Cardiol Sin* 2016;32(2):174~184, *Front Cardiovasc Med* 2022;9:932262, *Cell Reports Medicine* 2024;5(5):101559).

심외막 지방은 흉부외과 의사들은 수술장에서 매일 보는 것이다. 쉽게 말해, 심장 겉에 껴 있는 기름기(지방 조직)이다.

수술장에서 박동 중인 심장을 보면, 심근(심장 근육)은 대개 분홍색-갈색 계통으로 보이며, 겉에 노란색 지방 조직이 어느 정도의 두께를 이루며 조금씩 붙어 있다. 이것이 심외막 지방이다. 이런 지방 조직이 많이 형성되어 있는 환자도 있고 적게 형성되어 있는 환자도 있는데, 매일 심장 수술에 들어가 보면 어느 정도의 패턴을 읽을 수 있다.

첫째, 대동맥·심장 판막 수술 환자보다
관상 동맥 수술을 받는 환자에게서
심외막 지방이 더 많이 관찰되는 편이다.

둘째, 비만인 환자가 마른 환자에 비해
심외막 지방이 더 많은 편이다.

이 두 가지 사항은 흉부외과 의사들이라면 대체로 동의하는 내용이다.

나는 이 글을 쓰면서 이런 추측을 뒷받침하는 연구들이 있는지 확인해 보았다. 놀랍게도 이미 여러 연구에서 이 두 가지 패턴은 증명이 되어 있었다.

이제, 심외막 지방으로 다시 돌아가 보자. 심외막 지방이 많은 사람에게는 심방세동의 위험이 증가한다. 비만 환자들은 심외막 지방의 두께와 부피가 더 증가한다고 하므로, 비만 환자의 심방세동 발생 위험이 더 커진다고 보는 것은 논리적으로 타당하다. 내가 경험한 심방 조기 박동을 훗날 심방세동이 나타날 수 있는 전구 증상으로 보는 데는 논리의 비약이 없었다.

결국 나는 심방 조기 박동을 없애고 또 심방세동의 위험을 낮추기 위해 체중을 감량해야 한다는 결론에 이르게 되었다. 이는 내가 위 소매 절제술을 받기로 결정하는 또 하나의 이유가 되었다.

그리고 나는 사실 심방 조기 박동 이외에 심실 조기 박동도 겪었다. 이것은 심방 조기 박동보다는 가끔 나타났지만, 불편감은 심방 조기 박동보다 더 심했다. 심실 조기 박동은 아무래도 관상 동맥 질환(협심증, 심근경색 등)과 더 연관을 지어서 생각하게 되는데, 이 역시 나에게 공포를 주었음은 마찬가지다.

나는 2020년에 위 소매 절제술을 받고 115kg 정도에서

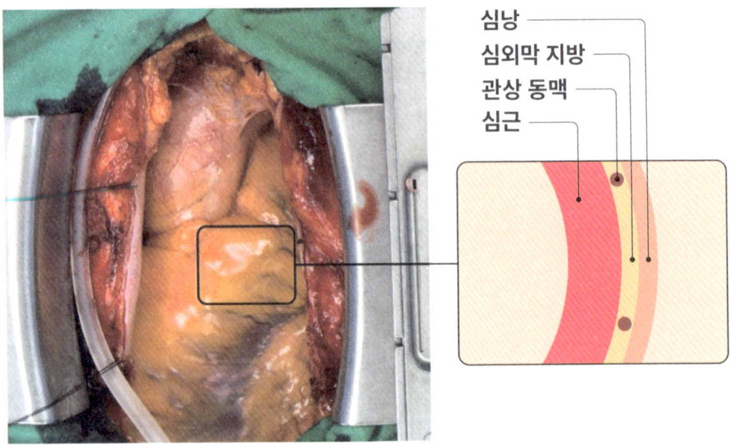

심외막 지방(epicardial adipose tissue, EAT)

91kg 정도까지 대략 6개월 만에 대폭 체중 감량이 되었다. 2년 정도 91kg 근방에서 유지하며 심방 조기 박동이나 심실 조기 박동 없이 잘 지냈는데, 이후 다시 체중이 증가하더니 수술 후 4년째 정도에는 102kg 정도까지 체중이 다시 증가했다.

이때 심실 조기 박동이 나타났는데, 너무 증상이 심해서 일상생활이 힘들 정도였다. 1분에 2~3회 정도만 심실 조기 박동이 나타나도 집중력을 유지할 수가 없었다. 기분 탓인지도 모르지만, 어지럼증도 나타나는 듯했다.

당시 내가 할 수 있는 일이라고는 가능한 한 스트레스를 받지 않도록 노력하고 잠을 많이 자려고 하는 것뿐이었다. '자고 일어나면 심실 조기 박동이 없어지지 않을까?' 하고 막연히 기대하면서 잠을 청하곤 했다. 그러나 의정 사태로 교수들이 한 달에 5~8회 당직을 서야 하는 상황에서 건강 회복을 위해 연달아 며칠간 숙면하기란 사실상 불가능했다.

몸이 안 좋은데 제대로 쉴 수가 없으니 세상이 원망스러웠다. 의정 사태로 각자 더 이상 감당하기 힘들 정도로 짐을 나눠서 지고 있는데, 내가 몸져누우면 동료 선후배 교수들은 어떻게 하란 말인가? 우리 병원 정도로 응급 수술이 흔히 발생하는 대학 병원 흉부외과 심장 수술 파트에는 환자가 한 명만 입원해 있어도 병원에서 당직하면서 호출을 받는 의사가 반드시 있어야 한다.

나는 이때 내 환자들의 심실 조기 박동을 치료할 때 처음 쓰는 약인 베타 차단제를 스스로 처방하여 복용해 보았다. 그러나 심실 조기 박동의 빈도가 거의 감소하지 않았다.

절박한 마음에 병원 복도에서 만난 우리 병원 순환기내과 부정맥 파트의 조영진 선생님께 하소연했다. 이를 어떻게 하면 좋으냐고 나를 좀 살려 달라고 빌기까지 했다. 당시 친절한 조영진 선생님(조영진 선생님은 내 바로 위 학번 선배님이시다)은 이렇게 조언해 주었다.

"정 견디기 힘들면 ** 부정맥 약물을
소량 복용해 보는 게 어떨까?"

그 부정맥 약은 내가 환자에게 처방한 적 없는 약이었다. 하지만 나는 즉시 그 약을 처방받은 뒤, 심실 조기 박동이 심하다고 느껴질 때 복용해 보았다. 어느 정도 시간이 지나자, 약효가 나타나면서 심실 조기 박동이 없어지기는 했다. 그러나 머리가 띵하고 흉부에 위화감이 드는 문제가 있었다.

심실 조기 박동이 없어진 것은 좋았으나, 논문 원고를 검토한다든가 강의록을 만들거나 할 때 집중하기가 쉽지 않았다. 쓴웃음이 나는 상황이었다. 그래서 이 약을 계속 먹기는 어렵다고 생각했다.

하필이면 이 증상이 나타났을 때가 내가 대략 일주일 후 해외 학회에서 직접 구연 발표를 해야 하는 시점이었다. 영어 발표이기 때문에 발표 대본을 충분히 숙지하고 주어진 시간에 발표를 마칠 수 있도록 철저히 준비해야 하는데, 당사자인 나는 심실 조기 박동 증상에 시달리고 있었다. 참으로 기가 막혔다.

나는 일단 살을 빼야겠다고 생각하고 절식을 시작했다. 한 가지 다행인 것은 심실 조기 박동 증상이 나타나면서 식욕이 크게 떨어져서 절식하는 데 큰 인내가 필요하지 않았다는 사실이다.

그 시점에서 나는 당분이 들어 있는 모든 음료를 끊었다. 그리고 창고에서 다시 양압기를 꺼내서 쓰고 잤다. 아내에게 물어보니 최근 몇 달 사이에 코골이 증상이 내게 다시 나타나는 것 같다고 했기 때문이다.

코골이 증상이 있다는 것은 수면 무호흡의 위험성과 직결된다. 결과적으로 잠을 깊이 자지 못하게 되고 불필요한 교감 신경계 흥분 상태를 일으킨다. 이것이 심실 조기 박동의 한 가지 원인이 될 수 있다고 생각했다.

당시 나는 지푸라기라도 잡자는 심정이었다. 할 수 있는 모든 것을 다 하려고 했다. 해외 학회를 가는 길에도 양압기를 가져갔다. 출국을 위해 공항 라운지에 앉아 있던 당시의 나는 백팩과 양압기 가방을 끌어안은 채 내 이런 한심하고 난감한 상황을 한없이 자조했다. 그 학회는 내 발표 주제의 책임 저자였던 이재항 형과 함께 다녀왔는데, 내가 진심으로 신뢰하는 흉부외과 의사인 이재항 형과 함께 가는 것이 아니었다면 학회 기간에 나에게 큰일이 생길까 봐 두려워서 학회 참석을 포기했을지도 모른다.

그때 나는 내 관상 동맥 상태를 몰랐고, 관상 동맥 질환을 가지고 있다고 하더라도 놀랍지 않은 상황이라고 예상했기에 나는 내내 안절부절 어쩔 줄을 몰랐다.

그 후 2025년 8월, 건강 검진에서 관상 동맥 조영술 CT을 했고, 그 결과 내 관상 동맥에 당장의 큰 문제는 없다는 사실이 밝혀졌다. 그때부터는 어느 정도 안도했지만, 학회는 그 1년 전에 있었던 일이다. 당시 나는 매우 심한 불안감에 시달렸다.

학회가 개최되는 나라로 가는 비행기 안에서도 심실 조기 박동은 계속되었다. 기가 막히게도 발표 당일에는 심실 조기 박동이 없다가 발표 이후에 다시 나타났는데, 학회에서 귀국하기 이틀 전 낮에 마치 기적처럼 심실 조기 박동이 없어지더니 그 이후로 계속 증상이 나타나지 않았다.

나는 학회 기간에도 체중 감량을 위해 애를 썼고, 잠을 잘 때는 항상 양압기를 착용했다. 내가 이리저리 조처한 덕분으로 심실 조기 박동이 없어진 것인지 아니면 우연히 없어진 것인지는 알 수 없다.

당시 나는 우리나라에서 열 시간 넘게 비행기를 타고 가야 하는 폴란드 크라쿠프의 한 호텔 방에 한국의 가족들과 떨어진 채로 혼자 우두커니 앉아 심실 조기 박동을 앓으며 맹세했다.

> "이 심실 조기 박동이 없어지기만 한다면
> 나는 절대 이 날을 잊지 않고 체중을 감량하고 유지할 거야.
> 그렇게 하지 못해서 다시 고도 비만 상태로 돌아온다면
> 그 때에는 내가 무슨 일을 당해도 싸."

학회에서 돌아온 것이 2024년 9월 말인데, 그 이후로도 나는 저녁은 병원 안의 뚜레쥬르에서 판매하는 샐러드만 먹고 '하늘보리' 같은 물만 마셨다. 항상 절식하려고 노력했고, 잘 뛰지도 못하면서 양재천을 뛰어 보려고 노력했다. 내가 사는 아파트 지하상가에 있는 피트니스클럽에 가서 운동도 시작했다.

당연히 잘되지 않았다. 10월 13일까지 나는 5kg을 감량하여 97kg 정도에 도달했는데, 이때부터 정체기가 왔다. 세트 포인트가 나의 체중을 다시 올리려고 강하게 작용해서였다.

체중 감량을 위해 3주 이상 노력하자, 심실 조기 박동이 없어져 컨디션도 좀 좋아졌다. 그러나 체중 감량을 하느라 몸도 마음도 지쳤는지, 정신이 해이해지려고 했다. 아무것이나 먹고 싶다는 생각이 들었다. 배고픔도 더 심하게 느껴졌다.

그럴 때마다 애플 워치로 기록했던 심실 조기 박동의 심전도를 들여다보며 마음을 다잡았다. 그러던 중에 비만 치료제

'위고비'가 우리나라에서 처방 가능해질 것이라는 이야기를 들었다.

우리 병원 순환기내과 윤연이 선생님(윤연이 선생님도 내 바로 위 학번 선배님이다)은 그동안 나의 비만과 이로 인한 심혈관계 질환 위험을 많이 걱정해 주고 계셨다. 그래서 나는 윤연이 선생님에게 내가 심실 조기 박동 때문에 체중 감량 중인데, 위고비 처방이 가능해지면 조속히 투약해 보고 싶다고 말씀드렸다. 그러자 윤연이 선생님은 최대한 위고비를 빨리 처방받을 수 있도록 비만 치료를 열심히 하고 계신 가까운 서울의대 내과 선배님의 병원을 알려 주셨다.

그래서 벼르고 있다가 2024년 10월 17일(이날이 우리나라에서 위고비 처방이 가능해진 날이다)에 그 병원에 가서 상담을 받고 위고비를 처방받아 처음으로 투약했다. 이후로 나의 체중 감량은 매우 자연스럽고 수월한 것이 되었다. 자세한 내용은 다음 챕터인 3장에서 설명할 예정이다.

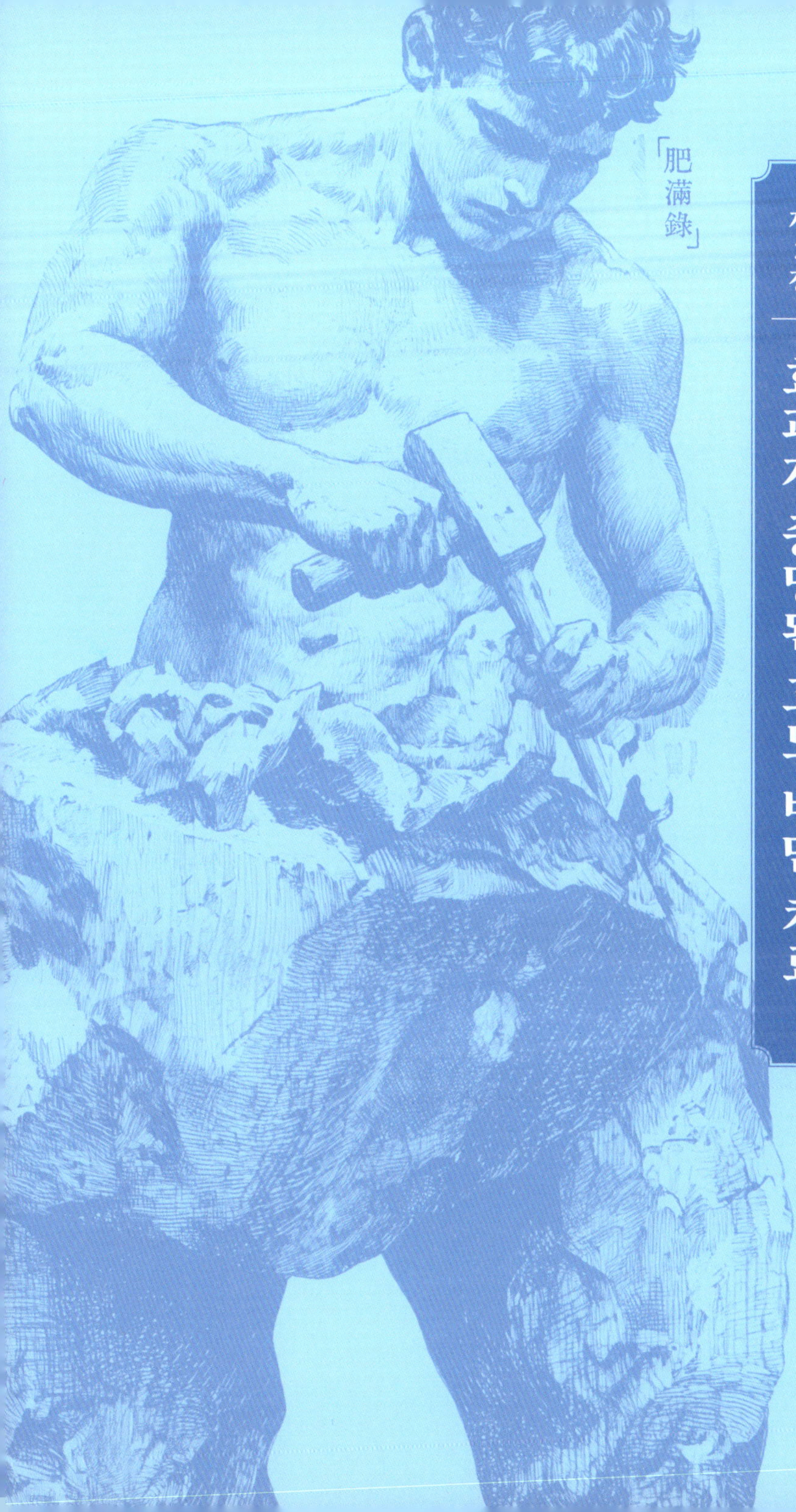

「肥滿錄」

제 3 장

효과가 증명된 고도 비만 치료

수술(위 소매 절제술)

2018년, 김동중 형이 나에게 권해 주고 본인도 실천하고 있는 저탄고지 다이어트를 시도해 보았으나, 나는 최저 107kg까지밖에 감량할 수 없었다(115kg에서 감량을 시작함). 내 키(178cm)에 107kg면 BMI는 33.8이었다. 결국 2단계 비만에서 벗어나지 못했다. 아니, 그 정도가 아니라 2단계 비만에서 벗어나려면(BMI 30 이하) 거기서 또 10kg 정도를 더 빼야 했다.

이것은 현실적으로 불가능해 보였다. 그래서 나는 삭센다(리라글루타이드) 주사를 맞기 시작했다. 삭센다는 이미 많은 분이 알고 계시겠지만 하루에 한 번 주사를 맞아야 한다. 부끄럽기도 하고 주변 사람을 걱정하게 하고 싶지도 않아서 삭센다를 맞는다는 사실을 부모님에게도 말할 수 없었다.

저탄고지로 도달한 107kg 상태에서 삭센다를 맞았지만, 추가 체중 감량 효과는 없었다. 효과가 없었다는 말은 나의 식욕

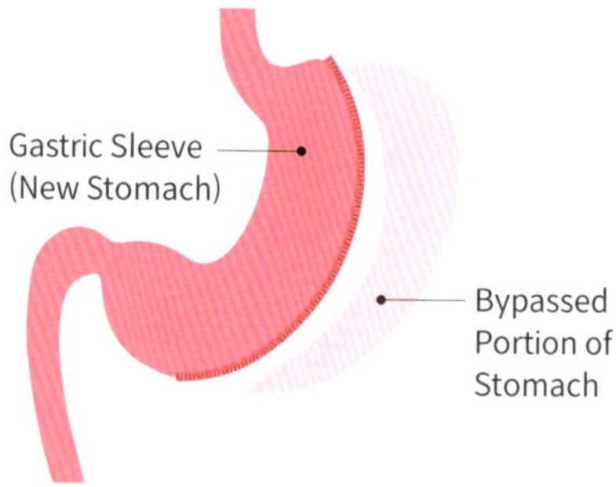

위 소매 절제술
Sleeve Gastrectomy

- 수술 후 1년 시점에서 초과 체중의 약 82% 감소
- 평균 BMI는 42에서 27로 감소

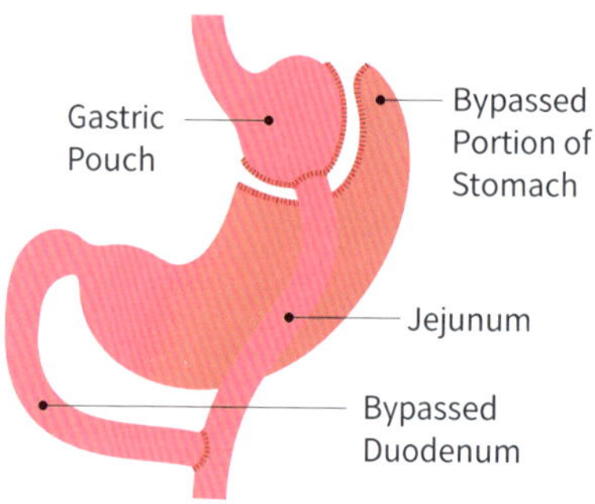

루앙와이 위 우회술
Roux-en-Y Gastric Bypass

- 수술 후 1년 시점에서 초과 체중의 60-80%가 감소
- 기저 체중의 약 31%가 감소

대표적인 비만 대사 수술인 위 소매 절제술과 루-앙-와이 위 우회술의 모식도

이 이 약에 의해 내가 느낄 수 있을 정도로 줄어들지 않았다는 말이다. 처음에는 잠깐 줄어드는 듯했지만, 0.6mg으로 시작하여 3.0mg까지 점차 증량하는 과정에서도 나의 식욕은 원상태 거의 그대로 유지되었다. 그래서 나는 삭센다를 몇 개월 맞다가 끊어 버렸다.

이후 나는 저탄고지 다이어트만 유지하려고 했다. 그래도 저탄고지 다이어트는 오래 잘할 수 있을 줄로 알았는데, 업무 스트레스가 누적되자 또다시 점점 인내심을 잃어 갔다. 저탄고지 다이어트를 하게 되면 탄산음료나 주스 따위의 당류는 당연히 끊어야 하는데 다시 마시게 되었다.

몸무게는 점점 올라가서 113kg을 넘기게 되었고, 결국 115.Xkg까지 올라갔다. 그러나 내 건강은 이러한 고도 비만 상태로 가만히 있을 수가 없게 점차 위험 신호를 보내 왔다.

어찌 보면 부정맥이 가장 두려운 것이었다. 앞의 내용과 약간 겹치지만 짧게 요약하자면, 2019년에 부정맥으로 고생하며 이리저리 공부해 보니, 비만도 부정맥의 위험 요인 중 하나였다. 몸에 지방이 많은 환자는 심장 겉에도 지방 조직이 축적되는데, 이를 심외막 지방이라고 한다. 이것이 많을수록 심방세동 등 부정맥의 위험성이 높아진다고 한다.

나는 고도 비만 때문에 나에게 나타나는 여러 가지 증상 중 다른 것은 다 참아도 부정맥은 도저히 참을 수가 없었다. 당장의 부정맥 증상 또한 내가 일상생활을 하는 데 큰 지장을 주었고, 특히 많은 환자가 심방 조기 박동의 연장선에 있는 심방세동 상태에 있다는 생각을 하니 불안감이 컸다.

심방세동 환자들은 뇌졸중을 예방하기 위해 항응고제를 복용한다. 심장혈관흉부외과 의사인 나는 그 사실을 아주 잘 알고 있기에 훗날 내가 심방세동 환자가 될 수 있다는 가능성은 나를 매우 두렵게 했다.

나에게 부정맥은 나타났다가 없어졌다가 했지만, 내가 고도 비만 상태인 한, 언제 그 두려운 것(심방 빈맥 또는 심방세동)이 나에게 닥쳐올지 알 수 없는 상황이었다. 그러다가 2020년 여름휴가 중에 원인을 알 수 없는 심실 조기 박동이 나타났다.

피곤해서 그렇다고 생각하고 충분히 쉬려고 노력했다. 그때 나의 고도 비만 상태를 그대로 놔두어서는 안 된다는 자각도 확실히 했다. 그러던 중 위 소매 절제술이라는 수술을 알게 되었다.

위암으로 수술을 받은 환자를 유심히 보면 특별한 공통점이 있다. 위암 수술을 받기 전에 아무리 덩치가 좋고 살집이 있던 사람이라 할지라도 위 전절제 수술(위 전체를 들어내는 수술)을 받은 후에는 비만 상태를 유지하는 경우가 드물다.

대개 초기에는 오랜만에 본 사람들이 몰라볼 정도로 살이 빠지고, 주위 사람들이 보기에 안쓰럽다, 불쌍하다는 반응을 보일 정도까지 되기도 한다. 항암 치료 때문에 생겨나는 구역, 구토로 식사를 잘 못해서일까? 아니다. 항암 치료를 받지 않은 환자도 마찬가지 현상을 겪게 되며, 항암 치료가 끝난 뒤 식욕이 돌아와도 체중이 크게 증가하지 않는다.

위 전절제 수술을 받은 위암 환자들이 모두 함께 다이어트를 하기로 결심하는 것도 아니고, 어째서 이런 일이 벌어질까?

위 전절제술 정도로 소화기에 큰 변화를 주는 수술을 받으면 그 이후로 소화 능력에 현저한 지장이 생긴다. 그래서 자기 몸에 정해져 있던 세트 포인트를 도저히 물리적으로 유지할 수 없다.

이러한 이유로 나는 위 소매 절제술만이 나를 고도 비만의 굴레에서 탈출할 수 있게 해 줄 가장 적절한 방법이라는 생각을 굳혔다.

비만 대사 수술은 역사적으로 여러 가지가 있었으나, 조절형 위 밴드 삽입술, 위 소매 절제술, 루-앙-와이 위 우회술이 대중적으로 알려진 편이다. 나는 이 수술의 전문가가 아닐뿐더러 이 책의 목적과도 맞지 않으므로 이 수술 각각의 장단점이나 특징을 이 책에서 설명하지는 않겠다.

단지, 내가 여러 가지 사전 조사를 통해 얻은 결론은 다음과 같다.

조절형 위 밴드 삽입술은 한때 많이 시행되었으나, 이후 데이터가 축적되면서 효과가 불확실하다는 결론이 났고, 여러 가지 단점으로 사실상 퇴출당한 수술이다. 따라서 당뇨가 아직 없는 나에게는 위 소매 절제술이 적절할 듯했다.

그러나 본인이 의사라 하더라도 정작 전신 마취 수술을 받으려고 하면 두렵기 마련이다. 더군다나 나는 흉부외과 의사다. 수술 과정에서 생길 수 있는 여러 가지 예측 불가능한 사고에 관해서도 아주 잘 알고 있기에 공포감이 더 컸다.

우선은 내가 근무하는 병원에 비만 대사 수술을 하는 의사가 있는지 알아보기로 했다. 그리고 알게 된 분이 박영석 선생님이다. 박영석 선생님은 내 의과대학 후배이나, 이전에는 안면이 없었다.

나는 한참을 망설인 끝에 병원 그룹웨어 이메일로 박영석 선생님께 나 같은 사람이 비만 대사 수술을 받으면 어떨지 질문드렸다. 그랬더니 금방 박영석 선생님의 답장이 왔다. 박영석 선생님은 비만 대사 수술을 받으면 나에게 많은 이득이 있을 것으로 생각한다고 하셨다.

당시 나는 구세주를 만난 것 같았다. '좋아질 수도 있고…… 안 좋아질 수도 있고……'라는 답을 주셨다면 결심을 굳힐 수 있었을지 모르겠다.

장형우 교수님께

선생님, 안녕하십니까? 외과 박영석입니다.

비만 대사 수술이 2019년부터 국민건강보험 적용이 되면서 시행받으시는 분들이 많이 늘었습니다. 주세 넘사오나 제 의견으로는 수술 치료가 선생님께 큰 도움이 되리라 생각합니다.

수술은 4박 5일(또는 3박 4일) 일정으로 진행되며, 퇴원 후 일상생활은 모두 가능합니다. 다만, 위 크기가 작아지고 작아진 위에 적응하는 기간이 적어도 2~3달 정도는 소요됩니다.

처음에는 유동식(미음), 그다음은 죽식, 일반식(고형식)의 단계를 약 3~4주 간격으로 거치게 되고, 적응을 잘하시는 분들은 2~3달 후부터는 고형식을 어느 정도 드실 수 있습니다.

하지만 고형식을 드시더라도 6개월 이내에는 한 번에 먹을 수 있는 양이 제한적이며(250~500cc), 1년이 지난 시점에서 평균적으로 1인분의 50~70% 정도를 천천히 먹으면 한 번에 드실 수 있습니다.

체중은 초반에 빨리 빠지고 점차 속도가 느려지는데 평균적으로 첫째 달에 10kg 정도, 두 번째 달에는 5~7kg 정도가 감량됩니다. 3~4달째 보통 20킬로그램 정도 감량된 것을 평균으로 봅니다.

수술 후 식사 습관(천천히 먹기)과 꾸준한 운동 습관을 잘 들이신다면, 감량된 체중을 잘 유지하실 수 있으리라 생각됩니다.

궁금하신 점이 많으실 텐데 언제든 전화나 메일로 연락해 주십시오.
감사합니다.

모든 전신 마취 수술은 수술 전 검사를 필요로 한다. 나는 박영석 선생님 외래 진료를 보고 나서 바로 수술 전 검사를 받았는데, 그 검사에서 당화혈색소HbA1c가 6.0%였다. 6.0%면 당뇨 전 단계에 해당한다. 병원 의료 정보 시스템에 접속해 해당 데이터를 확인한 나는 헛웃음을 지었다. 더 이상 물러설 곳이 없다는 사실이 그 숫자로 뒷받침되고 있었다.

나는 흉부외과에서 일할 때도 환자의 수술 여부를 고민할 때는 항상 '이 수술을 받지 않고 다른 방법으로 문제가 해결될 가능성이 있는가?' 하는 질문을 나 자신에게 던져 본다. 해결될 가능성이 없다는 답에 이르게 되면 수술하는 쪽으로 설명하고 설득한다. 당화혈색소 6.0%는 내가 수술을 받지 않을 핑계가 없다는 사실을 보여 주었다.

2020년 9월 16일에 나는 위 소매 절제술을 받았다. 모든 전신 마취 수술에서 고도 비만 환자에게 더 위험한 일이 잘 생긴다는 사실을 잘 알고 있었으므로, 위급 상황이 벌어졌을 때 도와줄 수 있는 지인분들에게 내가 그 날짜에 수술을 받을 예정임을 미리 알렸다.

뭘 어떻게 해 달라는 것은 아니었다. 그래도 나에게 ECMO*를 가장 잘 넣어 줄 수 있는 분에게도, 복강경으로 수술하다가

* Extracorporeal Membrane Oxygenation

배를 열어야 하는 상황이 벌어졌을 때 행정적으로든 수술 내용에 있어서든 도와줄 수 있는 분들에게도 내가 곧 수술을 받을 예정임을 이야기했다.

전신 마취 수술은 잘못되면 마취 시작이 내 생애 기억의 마지막이 될 수도 있다. 나의 불안을 없애기 위해서라도 이렇게 할 수밖에 없었다.

수술은 생각보다 오래 걸렸다. 담낭에 담석이 있어 담낭도 제거하고(이것은 계획된 일이었다), 또 이전에 몰랐는데 나에게 배꼽 탈장이 있었던 것이 발견되어 이것도 해결하느라 조금 시간이 걸렸다고 했다.

수술 직후, 통증은 의외로 느껴지지 않았다. 그러나 극심한 구역감에 시달렸다. 거의 12시간 동안을 반복해서 구토했다. 토해 봤자 갈색으로 약간 소화된 혈액과 거품이 섞인 맑은 액체만 나왔다. 그 날 저녁 나는 내 심장박동수가 분당 120~130회 언저리로 빠르다는 것을 알 수 있었다. 구토 증상도 계속 이어졌기에 밤 11시경 외과 전공의와 전임의 선생님들이 와서 나를 진찰한 뒤 집도의와 전화 통화를 했다.

나는 당시 너무나 괴로웠다. 그래서 겨우 병상에서 나와 일어서서 보행기에 기댄 채로 외과 전임의 선생님에게 말했다.

"선생님이 보시기에 (저한테) L-tube비위관를 넣어야 할 것 같으면 넣으세요."

비위관을 넣는 것이 상당히 괴롭다는 것을 알았지만, 멈추지 않는 구토 증상이 너무 힘들었다. 효과가 있다면 그렇게라도 위 속의 압력을 줄여서 구토 증세가 완화되도록 해 달라는 의미였다.

그러나 외과 전임의 선생님은 집도의 박영석 선생님과 통화를 해 보더니 조금만 시간이 지나면 괜찮아질 테니 기다려 달라고 했다. 일단 나 자신도 외과 의사라 집도의 말은 잘 들어야 한다는 사실을 알고 있으므로, 너무나 괴롭지만 다시 침대 등받이를 올려 앉은 채로 억지로 잠을 청했다.

자다가 구역질이 나서 깨고 토하는 것을 몇 번 더 반복했는데, 새벽 세 시 정도부터 구역질이 나지 않게 되었다. 더 이상 구역질이 나지 않는다는 것은 내가 앉은 채로 잠들었다가 새벽 다섯 시 반에 눈이 떠져서 알았다.

이제 정신을 차릴 수 있었다. 정신을 차리고 나니 수술 상처 통증을 조금 느낄 수 있었는데, 대수로운 수준은 아니었다.

아침이 되자 이제 물을 좀 마셔 보라는 지시가 있었다. '하늘보리' 같은 물을 아주 조금 마셔 보았다. 큰 이상은 느껴지지 않았다. 물 다음으로는 미음을 먹었는데, 수술 다음 날에 바로 미음을 먹었는지 혹은 수술 후 이틀째부터 미음을 먹었는지는 뚜렷이 기억나지 않는다.

이때부터의 식이 진행은 유튜브에서 흔히 찾아볼 수 있는

다른 환자들의 내용과 동일하며, 수술 후 3일째가 되자 나는 퇴원했다. 아내와 함께 병원 1층 현관에서 택시를 탔는데, 차에 탈 때도 기운이 없어서 힘들었던 기억이 난다. 수술을 받은 후의 체중 변화는 88쪽 그래프를 참조하면 되겠다.

퇴원 후 첫 1주일 동안은 거의 하루에 0.7~1kg 정도씩 감량이 이루어진다. 믿을 수 없을 정도로 빠른 속도로 감량되며, 먹는 양이 지극히 적고 먹을 수 있는 음식의 종류도 많이 제한된다. 퇴원 후 병가 없이 주말만 집에서 보낸 뒤 곧바로 출근했지만, 자가운전이 가능할 만큼의 체력은 회복되지 않아 3일 정도는 택시로 출퇴근해야 했다.

출근한 뒤에도 어시럽고 기운이 없어 아침에 내가 늘 하는 병실 회진을 하기가 힘들었다. 당시 전임의, 진료 교수 후배들에게 회진을 부탁하고 나는 내 연구실에 가서 물만 조금씩 마시면서 가만히 쉬곤 했다.

몸이 너무 힘들었지만, 107kg 이라는 체중 감량의 벽이 금방 돌파되면서 100kg 근처로 내려가는 것을 보며 기뻐했다. 103kg 아래로 몸무게가 내려가자, 더 이상 수면 무호흡증이 나타나지 않았고, 양압기를 사용하지 않아도 되는 변화가 있었다.

나는 양압기를 잘 정리해서 창고에 넣었다. 다시는 이 귀찮은 기계를 쓰지 않겠다고 다짐하면서……. 그러나 버리지는 않았다. 기계 자체가 비싸기도 했고, 마음 한구석에는 '내가 이걸 언

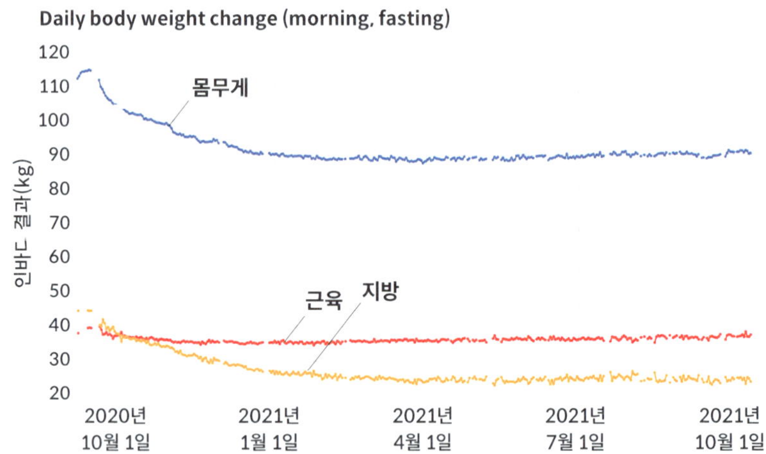

위 소매 절제술 후 체중, 근육량, 체지방량의 변화

젠가 다시 필요로 할지도 모른다'라는 생각도 했다. 그래도 고작 4년 후에 그 불안감이 현실이 될 줄은 상상도 하지 못했다.

수술한 지 2개월 정도 지났을 때 박영석 선생님 외래 진료에서 당화혈색소HbA1c 검사를 받았다. 불과 2개월 만에 당화혈색소 레벨이 5.1%로 감소하였다. 매우 기뻤다. 당화혈색소가 두 달 만에 6.0%에서 5.1%로 감소하다니. 대개 당화혈색소 5.8% 이상을 당뇨 전 단계로 보는데, 나는 비만 대사 수술을 통해 당뇨 전 단계에서 벗어난 것이다.

수술 후 6개월째가 되자 89kg에 도달했다. 나는 그 정도 몸무게만 되어도 몸이 너무 가볍고 좋았다. 그러나 이 몸무게에서도 나는 여전히 BMI 28 정도였다. 사실 병원 일이 바쁘고 해서 운동을 추가로 더 열심히 하거나 하지는 못했지만, 어쨌든 이 체중에서 더 극적으로 내려가는 일은 없었다. 가끔 88kg으로 측정될 때도 있었지만, 그것은 가끔일 뿐이었다.

위 소매 절제술 후 1년 뒤까지는 별로 신경을 쓰지 않아도 89kg 정도에서 유지되었고, 체성분 체중계에 기록된 것을 보면 2년 6개월 뒤까지는 92kg 정도였다. 그러나 그 이후부터 문제가 다시 발생했다. 식사를 절제하지 못하게 되었고, 식사량 자체는 여전히 제한되지만, 단것과 아이스크림을 무절제하게 먹게 되었으며, 식사량 자체도 아주 조금씩 회복되었다.

수술 후 4년째(2024년 9월경)에 나는 102kg(BMI 32 정도)에 도달하였다. 당시 내 식사량은 1인분의 70% 정도까지는 올라왔다. 몸이 받아 주지 않았지만, 식욕이 강하므로 음식을 마구 밀어 넣다 보니 그렇게 된 것이다.

건강 검진에서 시행한 위·식도 내시경에서는 위·식도 역류증의 흔적이 나왔다. 위 소매 절제술을 통해 위 용적을 줄여 놓았는데, 계속 먹어 댄 탓이었다. 다 알고 있으면서도 나는 무절제한 식습관을 고치지 못하고 있었다.

위·식도 역류증 외에도 드러난 문제가 또 있었다. 나는 매년 건강 검진을 받는데, 체중에 따라 간 기능 검사에서 간 효소(AST/ALT) 수치가 오르기도 한다. 지방간에 의한 간염으로 간 효소 수치가 정상을 벗어날 정도로 오르는 것이다.

복부 초음파에서는 지방간이 제법 심하다고 하였다. 위 소매 절제술 후 체중이 89kg 근처까지 내려갔을 때는 지방간이 많이 없어졌다고 들었는데, 102kg 근처까지 올라오니 지방간이 다시 제법 심해졌다고 했다. AST/ALT 정상 범위가 대략 둘 다 45 이하인데, 2024년 8월 9일 나의 AST/ALT는 83/173이었다.

왜 그렇게 되었는지 원인도 알고, 해결책도 아는데, 나는 마치 마약, 담배, 알코올에 중독된 사람이 나쁜 줄 다 알면서도 끊지 못하는 그런 상태에 있었다. 그때 다시 부정맥(심실 조기 박동)이 나타나면서 나는 반드시 다시 체중 감량을 해야만 하는 상황에 부닥쳤다.

병원에서 가끔(3~4개월에 한 번 정도) 나를 수술해 주신 박영석 선생님과 마주치는데, 그때마다 나는 숨고 싶은 충동을 느낄 정도로 부끄러웠다. 처음으로 성공적인 체중 감량을 시켜 준 구세주 같은 박영석 선생님을 뵐 면목이 없어서였다. 초기 체중 감량 후에도 식이요법과 운동으로 감량 체중을 유지해야 함에도 그러지 못하고 체중 재증가가 일어나 버렸다는 사실이 너무나 창피했다.

체중 재증가 후에도 위 소매 절제술을 받기 전의 체중에 비하면 14~15kg 정도가 감량된 상태이기는 하지만, 여전히 BMI 30 이상으로 2단계 비만에 해당하여 결과적으로는 만족스럽지 못했다. 나는 '수술은 성공했고 체중 감량은 교과서적으로 이루어졌지만, 이후 유지와 관리에 실패하여 수년 뒤에 상당한 체중 재증가가 발생한 사례'에 해당한다.

위고비 일기

"마른 사람들은 늘 이런 상태로 사는구나"

위고비 1일째

2024년 10월 17일

체중은 97kg. 102kg에서 감량을 시작하여 내 힘으로 도달한 몸무게가 97kg인데, 자력으로 체중을 추가 감량하는 데 어려움을 겪고 있던 와중에 처음으로 위고비 주사를 맞았다.

삭센다를 투여할 때와 크게 차이가 나지는 않지만, 주사를 맞고 나서 시간이 조금 지나자 기분이 이상해진다. 배가 고프다는 생각이 좀 애매해진다. 지금의 기분대로라면 밤에 잘 때까지 아무것도 먹지 않아도 될 것 같기도 하다. 어쨌든 좀 지켜봐야 할 것 같다.

오늘 밤에도 양재천을 뛰었다. 2024년 10월 4일부터 오늘(10월 17일)까지 하루도 빠짐없이 운동했는데 오늘 신기한 일

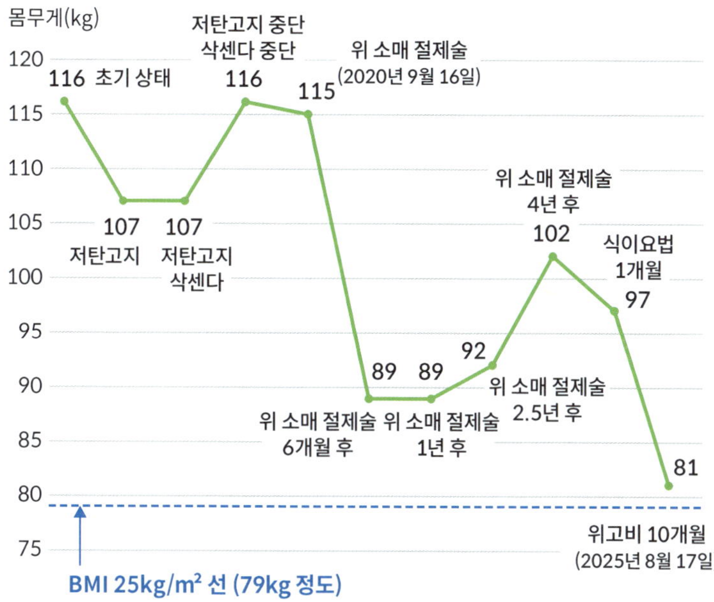

2018년 이후 주요 체중 변화 요약 그래프.
X축은 실제의 시간 간격을 반영하고 있지는 않다.

이 일어났다. 원래 나는 운동을 시작한 뒤에 초기에 1km를 가까스로 달릴 수 있었고 그 이후에는 숨이 차서 뛰기를 중단하고 걸어야 했다. 걷다가 심박수가 120회/분 정도까지 떨어지면 다시 한동안 달리고 숨차면 다시 걷곤 했는데, 이렇게 두 번째로 달릴 때부터는 달리는 상태를 기껏 300m 정도밖에 유지할 수 없었다. 그러고 나면 심박수는 150~160회/분 사이에 있게 되고, 숨이 차서 더 이상 달릴 수 없었다. 심박수가 다시 120회/분 정도까지 떨어지도록 다시 걸어야 했다.

뛰는 속도가 빠른 것은 절대 아니었다. 페이스는 1km를 8분 전후에 주파하는 정도였다(7.5 km/h). 이 속도는 내가 '뛴다'라는 말의 정의에 부합하게 움직일 수 있는 거의 최저 속도에 해당한다. 이 속도조차도 오래 유지하지 못하고 300m 정도 가면 쉬어야 했다. 그래서 결국 한 시간 정도 걷다가 뛰다가 하면서 이동하면 6km보다 거리가 짧았다.

그런데 오늘은 '절대 빨리 뛰려고 생각하지 말고 뛰는 상태를 가능한 한 오래 유지하기만 하자'라는 생각으로 달리기를 시작했는데, 거의 30분 동안 3.3km를 달리면서 도중에 한 번도 숨이 차서 어쩔 수 없이 걸어야 하는 상황이 발생하지 않았다.

뭐가 달라졌는지 알 수 없었다. 그리고 이전에 1km를 겨우 달리고 나서부터는 걸어야 했고 그 이후에는 200~300m밖에 뛰지 못했는데 이번에는 5분을 걷고 다시 뛰니 또 3km를 이어서 뛸 수 있었다. 페이스도 괜찮았다. 1km를 8~8분 15초 전후로 달리고 있었다.

'이상하네. 혹시 내 몸의 대사에 변화가 생긴 건가?'

달리는 내내 끊임없이 의문이 생겼다.

'대체 뭐가 달라졌지?
어떻게 내가 갑자기 3km를 연속으로 뛸 수 있게 되었지?
14일 동안 연속으로 양재천이든 병원이든 동네 아파트 상가
피트니스 클럽이든 어디서든 열심히 달렸기는 했지만,
불과 2주 만에 효과가 나타나기도 하나? 그럴 리는 없는데?'

도무지 이해가 되지 않았다.

유튜브에서 러닝에 관해 이야기하는 수많은 잘 달리는 사람 중 나처럼 비만인 사람은 아무도 없었기 때문에 체중이 충분히 감량되기 전에 연속으로 몇 킬로미터씩 달리는 것은 절대 불가능하리라 생각했다. 운동은 힘들었으나 운동을 마치고 집에 돌아갈 때는 기쁜 마음이 컸다.

2024년 10월 18일

이 주사를 처음 맞은 날 밤에는 구역감 비슷한 불쾌감이 약간 있었다. 그러나 구토할 정도는 아니었고, 오후 다섯 시경 병원 안 매장에서 산 뚜레쥬르 샐러드 외에는 먹은 것이 아무것도 없었다. 조금 힘들다고 생각했으나 그냥 빨리 자는 편이 낫겠다 싶어 밤 10시 40분경 잠을 청했다. 그 후 오늘 아침이다.

원래 나는 아침에 배고픔을 많이 느끼고, 항상 뭔가 맛있는 것을 만들어서 먹어야겠다고 생각한다. 생각해 보면 이것은 사실 배고픔보다는 맛있는 음식을 배불리 먹는 데서 오는 어떤 쾌감을 갈구하는 것에 방점이 찍혀 있는 듯하다. 정말 배가 고픈지 자문해 보면 그렇지 않기 때문이다.

배가 비어 있는 상태가 반드시 배가 고픈 상태와 일치하는 것은 아니다. 그런데 배가 비어 있으면 허전하다고 느끼면서 뭔가를 먹어서 채우면서 만족감을 얻는 것이다. 그런데 오늘 아침에는 그런 만족감을 향한 갈구를 느낄 수 없었다.

얼마 전부터 최소 하루 12시간 음식 섭취를 하지 않도록 하고, 가능하다면 14시간 간헐적 단식을 하고 싶었으나 실현이 어려웠다. 간헐적 단식을 하고자 하면서 제일 방해되었던 것이 아침에 배가 고프다(배가 비어 있어서 뭔가를 먹고 싶다)는 느낌이었는데, 오늘은 그런 느낌이 없었다. 배가 비어 있는데도 무엇을 채워서 쾌감을 얻고 싶다는 생각이 들지 않았다.

아침에 출근해서 회진을 마치고 당일 업무를 좀 본 뒤에 첫 식사를 하기 위해 병원 식당에 내려가서 전복 갈비탕을 시켜 먹었다. 주로 고기 건더기 위주로 먹는데, 갑자기 참을 수 없는 설사의 기운이 몰려왔다. 내가 갈비탕에서 고기와 전복을 남기고 일어선다는 것은 이전에 위 소매 절제술을 받은 지 1년 이내를 제외하고는 한 번도 없었던 일이다.

참아 보려 했는데 도저히 참을 수 없었다. 가까스로 자리에서 일어나 계산을 한 뒤 바로 옆의 화장실로 뛰어갔다. 약의 부작용이라고 알려진 것들이 하나씩 나타나는구나 싶었다.

저녁은 스타벅스에서 맥 머핀처럼 생긴 것 두 개를 사 와서 먹어 보았는데 너무 맛이 없어서 먹던 도중에 버렸다.

위고비 3일째

2024년 10월 19일

체중 96.1kg. 간밤에 잘 때는 양압기를 쓰지 않아도 될 것 같아서 안방에서 아내 옆에 누워서 잤다. 새벽 서너 시쯤에 소변이 마려워서 깼는데(어젯밤에도 운동하고 나서 물을 많이 마셨

다) 화장실에 다녀온 후 등이 아파서 소파에 기대앉았다. 그런데 살짝 잠들려 할 때 폐쇄성 수면 무호흡증처럼 연부 조직에 의해 숨길이 막히는 듯한 느낌이 들었다. 바로 양압기를 하고 거실 소파에서 잤다. 아침까지 잘 잘 수 있었다.

아침에 일어났는데 거실 체중계(일반 체중계)로 95.6kg, 체성분 체중계로 96.1kg으로 측정되었다. 이번에 새로 다이어트를 시작한 뒤로 최저치이다. 조금 어지럽기도 했다. 그러나 살이 빠질 때 나타나는 어지럼증은 전혀 문제가 되지 않는다.

어떤 사람들은 위고비의 부작용으로 '어지러움'과 '탈모'를 이야기하는데, 이건 정말 바보 같은 이야기다. 왜냐하면, 위 소매 절제술을 받은 직후에 살이 거의 하루에 0.7~1kg 정도씩 빠질 때도 어지럼증이 나타나고 또 뒤이어서 탈모가 나타나기 때문이다. 자고 일어나면 베개에 머리카락이 이전보다 훨씬 많이 남아 있곤 했다. 그러나 걱정할 필요가 전혀 없다.

왜냐하면 살이 상당히 빠지고 나서 어느 정도 안정기에 들어가면 다시 머리카락이 다 나오기 때문이다. 모근이 없어지는 것이 아니다. 상대적인 영양 부족 상태로 탈모가 일시적으로 나타날 뿐이다.

오전에 양재천을 30분만 뛰고 오려고 나갔는데 잘 뛸 수 없었다. 심박수가 많이 오른 것도 아닌데 다리의 피로감이 심했다. 특히 종아리 근육이 땅기고 발목 부위에도 힘든 느낌이 났다. 단순 통증과는 느낌이 조금 달랐다. 어떻게든 30분 동안 3km를 뛰다가 걷다가 하면서 마치고 집에 돌아왔다.

점심때는 가족과 함께 돼지갈비를 먹으러 갔다. 그런데 매우 맛있는 돼지갈비임에도 먹는 것이 별로 신나지 않았다. 입에 넣고 씹어 먹어도 이전과 같은 즐거움이 느껴지지 않았다.

먹다가 젓가락을 놓고 가족들이 먹는 것을 구경하게 되기도 했다. 넷이 4인분을 시켰는데, 거의 1인분 정도는 남겨서 포장해 왔다. 된장찌개와 공깃밥에는 손도 대지 않았다. 먹고 싶다는 욕구는 없지만 몸은 '상대적' 영양 부족 상태인지 약간 어지러웠다.

식사 후에 가족들이 제과집에 가자고 해서 거기 가서 각자 음료와 케이크 등을 시켜 먹었다. 나는 디카페인 아이스 아메리카노를 시켜서 3분의 2 정도 마셨다. 애들이 주문한 조각 케이크가 맛있어 보이기는 했으나 먹고 싶다는 생각은 들지 않았다.

위고비 4일째

2024년 10월 20일

체중 95.6kg. 점심때 중국집에 가서 탕수육을 시켰는데, 조금 먹었을 뿐인데도 소화가 잘되지 않아서 힘들었다.

위고비 5주 2일째

2024년 11월 22일

체중 90.5kg. 혈액 검사를 했는데 AST/ALT가 28/40으로 감소하여 둘 다 정상 범위에 들어왔다. 2024년 8월 9일에 83/173으로 비정상이었던 것에 비해 많이 감소하였다.

위고비 17주 3일째

2025년 2월 15일

체중 85.5kg. 눈 바디는 좋아지고 있는 것처럼 보이지만, 체중은 86kg 정도에서 정체기다. 지난 목요일에 위고비 최대 용량인 2.4mg을 두 번째 맞았는데, 체중 감량의 추가 효과보다는 위장관 부작용이 더 두드러지는 것 같다. 소화가 잘되지 않고, 변비도 있다.

변비를 해결하기 위해 쾌변 요구르트를 하루에 두 개씩도 먹어 보았는데 효과가 별로 없었다. 직장 동료들에게 변비 증상을 이야기하자, 그중 한 명이 생약 성분의 변비약을 권해 주었다. 시험 삼아 조금 얻어먹어 보았는데, 신기하게도 복용 다음 날에 정상 변으로 변비가 해결되었다.

그 후에도 두 번 더 확실한 효과가 났기에 같은 약을 구매했다. 병원과 집에 한 통씩 놔두고 필요할 때 조금씩 복용했다. 찾아보니 이 약의 주성분은 차전자피로, 국내에도 이 성분으로 된 변비약이 있었고 내가 일하는 대학병원에서도 처방이 가능했다.

어쨌든 위고비 2.4mg을 투여한 후부터 2~3일째까지 오전에 구역감이 있었다. 우선 2.4mg 2회 더 맞을 것은 맞고, 그다음에는 위고비를 1.7mg으로 감량하는 것이 어떨까 고민 중이다. 보통 용량 증량 후에 나타나는 부작용들이 해당 용량의 마지막인 4회째 투여할 때쯤 되면 적응이 되었으니 이번에도 그렇게 될지 지켜봐야 한다.

위고비 40주 1일째

2025년 7월 24일

체중은 80~81kg 사이에 있다. 나는 오늘부터 위고비를 1.7mg씩 맞기 시작했다(4단계). 원래 2.4mg씩 맞으려고 2.4mg 펜(5단계)을 처방받아서 준비해 두었는데, 체중이 거의 목표 체중에 도달하기도 했고, 오전 시간에 가끔 헛구역질이 나는 것이 싫어서 조금 용량을 줄여 보기로 결심했다. 검색해 보니 2.4mg 펜으로 53 클릭을 돌리면 1.7mg에 해당한다고 해서 그렇게 했다. 정석 투여법이라고는 할 수 없으나 구역감을 좀 줄여 보고자 그렇게 했다.

위고비 44주 1일째

2025년 8월 21일

위고비 용량을 1.7mg으로 감량하여 5회째 투여했다. 체중이 다시 늘어날까 봐 조금 걱정했는데, 그렇게 되지는 않았다. 구역감은 약간 감소했지만 조금 남아 있다. 하지만 주로 아침 시간에 증상이 나타나고, 오전 10시 정도에는 괜찮아진다.

마운자로는 위고비에 비해 체중 감량 효과가 더 강력하지만, 구역감 등의 부작용은 덜하다고 한다. 2025년 8월 18일부터 우리나라에서도 마운자로 처방이 가능해졌고 이미 시판에 들어갔다.

위고비를 투약하다가 마운자로로 약을 교체하는 경우 용량 변경을 어떻게 해야 하는지 잘 모르겠다. 검색해 봐도 특별히 믿을 만한 원칙이 제시되어 있지 않다. 여러 자료를 뒤져 본 결과, 위고비를 몇 mg 투약하고 있든지 안전하게 마운자로로 넘어가려면 마운자로 최저 용량(2.5mg)으로 시작하여 4주를 투약한 뒤에 유지 용량인 5mg으로 증량해야 한다는 결론에 도달하였다. 그래서 곧 마운자로 2.5mg 4주분을 처방받을 계획이다.

사실 위고비 2.4mg짜리를 1.7mg으로 나눠서 맞아 보니, 눈대중으로 보아 4회분을 6회까지 맞을 수 있는 것으로 보인다. 한 번 더 맞을 수 있는 것은 그냥 버리고, 다음 주부터 마운자로로 바꾸려고 한다.

마운자로 일기

— 구역질 나는 부작용에서 벗어나다

마운자로 1일째

2025년 8월 28일

마운자로는 위고비에 비해 좀 더 엄격하게 냉장 보관을 강조한다. 위고비는 한 번 개봉해서 사용하기 시작하면 상온에서 6주 정도까지 놔두어도 큰 문제가 없다고 안내되어 있는데, 마운자로는 2~8℃ 냉장 보관을 요구한다(상온에서는 21일 정도까지 안전하게 보관이 가능하다고 한다).

위고비는 한 개의 펜으로 4회에 나누어 투여하게 되어 있는데, 마운자로는 4주분이 4개의 펜으로 되어 있고, 나눠 맞는 것은 불가능하다. 지금까지 위고비를 투약하는 동안은 파우치에 위고비와 바늘, 개별 포장 알코올 스와프 등을 넣어서 연구실 책상 위에 놔두었는데, 마운자로는 투약 직전까지 가급적 냉장 보관을 권장한다고 하니 우선 집에 있는 냉장고에 넣어 두고 집에서 맞아야겠다.

오늘 마운자로 첫 회 주사를 맞았는데, 위고비는 피부에 주삿바늘 몸통을 눌러 가며 주사해서 그런지 주사 후에 피부가 부풀어 오르거나 하는 느낌이 거의 없었으나, 마운자로는 펜 안에서 바늘만 전진하여 주사되기 때문인지 피부가 모기에게 물린 것처럼 조금 부풀어 오른다.

물론 곧 가라앉는다. 주사하는 시퀀스가 뭔가 좀 익숙하지가 않고 어색하다. 위고비는 예전 삭센다와 주사법이 거의 비슷해서 새로 익숙해지고 말고 할 것이 없었다.

그렇지만 마운자로는 처음 써 보는 방식이다. 피부 소독을 마친 뒤 오른손으로 펜을 잡고 왼손으로 펜 뚜껑을 연 뒤에 펜의 앞부분을 피부에 밀착시키고, 왼손으로 펜의 잠금장치를 풀고, 다시 왼손으로 뱃살을 움켜쥐고 오른손으로 주사기의 주사 버튼을 누르는 과정을 거친다. 실제로 해 보면 조금 헷갈린다.

마운자로 4일째

2025년 8월 31일

오늘은 아침 날씨가 조금은 선선해진 것 같아, 오랜만에 양재천을 달리러 나갔다. 5km를 달리는 데 34분 정도가 걸렸다.

지난봄의 가장 좋은 기록에는 미치지 못한다. 그렇지만 5km를 쉬지 않고 달릴 수 있었고, 기록이 많이 떨어지지는 않았다는 데 위안을 얻었다.

마운자로 6일째

2025년 9월 2일

마운자로는 확실히 위고비보다는 구역감이 덜 나타나는 것 같다. 마운자로를 처방해 주신 가정의학과 원장님은 위고비 1.0mg이 마운자로 2.5mg의 등가equivalent이고, 위고비 2.4mg이 마운자로 5.0mg의 등가라고 설명해 주셨다. 그래서 그런지 위고비 1.7mg을 투약하던 나는 비만 치료제를 충분한 용량으로 쓰고 있지 않은 것 같은 느낌이 들어 불안했다. 그래서 소아내분비를 전공하는 친구에게 질문했다.

"두 번만 마운자로 최저 용량 2.5mg를 맞고,
이어서 3주째에는 두 펜을 한 번에 맞아서
5mg을 투약하는 것이 어떨까?"

친구의 답변은 교과서적이었다.

"원칙대로 해야지.
그렇게 임의로 변경해서 투여하지 않는 게 좋겠어."

다수의 소아 비만 환자를 진료하는 친구의 만류를 들어야겠다 싶어 원칙대로 하기로 마음먹었다.

마운자로 3주 1일째

2025년 9월 11일

오늘 아침 출근 직진에 마운자로 2.5mg 3회째 주사를 맞았다. 세 번을 맞고 나니 주사 방식에 좀 익숙해진다.

주사 방식에 관해서는 지난번과 생각이 달라졌다. 나는 주삿바늘 공포증이 별로 없어서 크게 문제가 되지 않지만, 마운자로 펜은 바늘이 밖에서 보이지 않는 상태로 주사할 수 있어서 주삿바늘 공포증이 있는 사람이라면 마운자로 쪽이 더 주사하기가 편하겠다는 생각이 든다.

사실 위고비나 마운자로를 주사한 초기와는 주사할 때의 상황이 많이 달라졌다. 예전에는 주사를 놓을 부위를 별로 고민할 필요가 없었는데, 그동안 지방이 많이 빠지면서 뱃가죽도 많이 얇아져서 요즘은 가급적 뱃살이 좀 남아 있는 곳을 찾아서 주사

한다.

위고비에서 마운자로로 변경한 후 지금까지 체중이 다시 늘어나는 일은 없었다. 거의 비슷하게 80~81kg 정도에서 유지되고 있다. 지난 일요일 오전에 양재천을 5km 달렸고, 오늘 저녁에는 병원 피트니스 클럽에서 30분 달리고 몇 가지 근력 운동을 한 뒤에 퇴근할 예정이다.

9월 25일부터 마운자로 2단계(5mg)로 투여할 계획이다.

마운자로 8주 4일째

2025년 10월 26일

2025년 9월 27일에 양재천 5km 달리기 30분 벽을 깼다(29분 33초). 그리고 오늘 양재천 5km 달리기 29분 벽을 깼다(28분 44초). 컨디션이 좋지 않을 때에는 5km 달리기에 30~31분 정도 걸리고, 최대한 애를 쓰면 30분 이내로 들어오는 것 같다. 애플워치에서 'Rolling Pace' 라는 기능을 알게 되었는데, 순간 페이스를 실시간으로 업데이트해 주므로 내가 지금보다 더 빨리 달려야 하는지 지금 페이스가 괜찮은지를 알 수 있다. 체중은 80~81kg 정도에서 유지된다. 근력 운동을 좀 더 하면 좋을 텐데 양재천 달리기가 좋아서 근력 운동은 열심히 하지 못하고 있다.

위고비와 마운자로

— 생활 속에서 많은 절제가 필요하지 않다

본래 식사를 하는 도중에 화학적 포만감은 늦게 오고 기계적 포만감은 빨리 온다. 식사를 천천히 한다면 기계적 포만감에 도달하기 전에 화학적 포만감을 느끼면서 자연스럽게 식사를 적당한 선에서 중단하게 된다.

그러나 대부분의 고도 비만 환자들이 식사를 매우 빨리 하는 습관을 지녔다. 그래서 고도 비만 환자가 식사를 하다가 다 먹었다고 느끼고 그치게 되는 것은 대체로 기계적 포만감에 의해서이지 화학적 포만감 때문이 아니다.

문제는 이렇게 빠른 식사 때문에 기계적 포만감에 도달하는 데까지 섭취하는 음식의 양이 화학적 포만감으로 식사를 중단하는 섭취량보다 훨씬 많다는 점이다. 그런 이유로 고도 비만 환자는 먹고 시간이 지나면 후회하는 패턴을 반복하게 된다.

이미 많은 전문가가 설명하고 있는 대로, GLP-1 유사체인

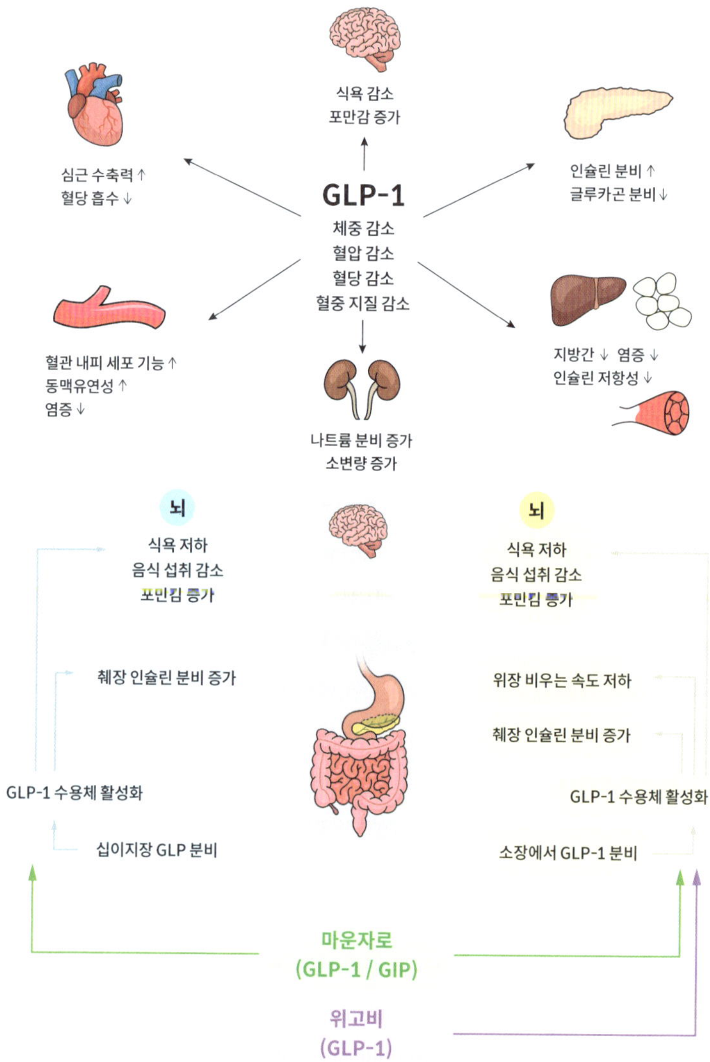

위고비/마운자로가 신체 영양 균형 전반에 작용하는 원리
(현재까지 규명된 것)

위고비는 화학적 포만감을 충족시켜 주는데, 이것은 나에게는 상당히 낯선 느낌이었다.

'먹지 않아도 괜찮을 것 같다.'

'먹지 않아도 (배고파서) 괴롭지 않을 것 같다.'

'배가 고프지 않은 것 같다.'

그동안은 거의 느껴 보지 못한, 신기한 경험이었다. 배가 부르지 않고 위도 비어 있는데 식욕이 현저히 감소한 상태가 되는 것이다.

삭센다도 위고비보다는 효과가 덜하지만, 같은 기전으로 작용하는 약물이라고 한다. 그러나 나의 경우 저탄고지 다이어트 상태에서 삭센다를 추가로 맞았을 때 체중이 더 감량되는 효과가 발생하지 않았다. 반면에 위고비의 경우에는 식욕이 확실히 저하되고, '뭔가를 먹고 싶어서 미치겠는' 그런 느낌이 거의 사라졌다.

아이스크림, 콜라 등을 향한 강한 열망도 거의 10% 이하로 줄어들어 버렸다. 온 가족이 다같이 아이스크림 전문점에 갔을 때도 마찬가지였다. 나는 디카페인 아메리카노를 시켜서 마시고 바로 앞에서 애가 엄청 달콤한 아이스크림을 먹고 있는데도 그 아이스크림을 먹으면 너무 맛있을 것 같다든가 하는 느낌이 들지 않았다. 그냥 두부와 비슷한 정도의 맛을 가진 음식으로 보였다. 이것은 매우 놀라운 경험이었다.

GLP-1 유사체 계열 비만 치료제는 다행히 나에게는 잘 맞는 것 같다. 위고비를 10개월 동안 투약한 후 나는 마운자로로 전환했다. 전환한 이유는 마운자로가 위고비보다 체중 감량 효과가 더 크고 상대적으로 구역감과 같은 부작용이 덜하다는 연구 결과들이 있기 때문이다(그런데 또 최근에는 반대로 마운자로에서 위장관 부작용이 더 많았다는 보고가 나오고 있다).

물론 그러한 부작용에 관한 우려는 크게 하지 않고 있다. 약의 부작용은 개개인에게 다르게 나타나기 때문이다.

내게는 이 두 가지 약이 기적의 약처럼 느껴진다. 왜냐하면 내가 지금 이 꿈의 체중 80kg을 유지하는 데 거의 절제가 필요하지 않기 때문이다. 나는 아이스크림도 먹고, 콜라도 먹는다. 회식에 가면 내가 먹고 싶은 만큼 먹는다. 물론 먹는 양이 좀 적기는 하다.

그렇지만 GLP-1 유사체 비만 치료제를 투약하지 않으면서 지금 먹는 만큼 먹으면 어떻게 될까? 절대로 체중이 지금 정도로 유지되지 않을 것이다. 반드시 체중이 증가했을 것이다. 그래서 나는 이 약들을 단순히 식욕 억제제라고 부르는 것은 타당하지 않다고 생각한다.

내가 자력으로(식이요법과 운동으로) 102kg에서 97kg까지 체중을 감량하는 동안 상당히 절식했음에도 97kg에서 정체기가 왔고 그 밑으로는 잘 내려가지 않았다. 그때 먹던 양이 지금 먹는 양보다 훨씬 적다. 그래도 약을 투여하지 않던 그때는 97kg 밑으로 내려가기가 힘들었다.

지금 내가 지키려고 하는 나와의 약속은 일주일에 최소 2회 30분 달리기를 포함한 운동을 하는 것이다. 양재천이든, 탄천이든, 러닝 머신이든 상관없다. 먹는 것은 그냥 아주 약간의 성의를 보이려고 할 뿐이다. 이 생활 패턴을 유지하는 것이 고통스럽지 않다.

고도 비만 탈출은
개인의 의지로 가능한 것이 아니다

내가 위고비와 마운자로를 투약하면서 체중 감량 효과를 보았고, 이 때문에 책을 써야겠다고 주위 의사들에게 말했다. 그러자 그들은 이렇게 말했다.

"위고비와 마운자로가 체중 감량에
탁월한 효과가 있다는 것은
이미 누구나 다 아는 일이잖아요?
그런데 그런 책을 왜 내야 합니까?"

맞는 말이다. 그러나 맞으면서도 틀린 말이다. 어째서 그럴까?

사실 2025년 가을 현재 우리나라에서 위고비와 마운자로는 진료과와 상관없이 비만 치료인지 미용 목적인지 따지지 않고 어디서든 처방되고 있다. 그러나 실제로 치료 목적으로 이 약을 가장 많이 처방해야 할 진료과는 내분비내과와 순환기내과다.

그런데 이 진료과 의사들의 이야기를 들어 보면 상황은 다음과 같다.

"정작 위고비나 마운자로를 투약해야 할 환자들은 투약을 권유해도 시큰둥하거나, 별로 달가워하지 않아요. 오히려 위고비나 마운자로를 투약할 필요가 없거나 투약해도 건강상의 이득을 별로 기대하기 어려운 환자들이 (주로 미용상의 이유로) 위고비나 마운자로 처방을 받고 싶어 하죠."

생각보다 이 약제들로 치료받아야 할 환자들이 실제로 그 치료를 받는 데까지는 여러 가지 장벽이 있는 것이다. 그래서 고도 비만 환자들이 비용 문제를 제외한 어떤 다른 이유로 투약을 거절하느냐고 물어보았다.

이유는 다양했다. 단순히 체중 감량을 약에 의존해서 하고 싶지는 않다는 것부터, 본인의 비만 중증도가 약을 써서 치료할 정도는 아니라고 잘못 생각하는 경우, 스스로 운동과 식이요법으로 살을 빼서 고도 비만을 해결해 보겠다고 하는 경우, 심지어는 바늘 공포증으로 투약을 못 하겠다고 하는 경우도 있다고 했다.

여러 번 반복되는 내용이지만, 듣기 좋은 말로 사람을 홀려 경제적 이득을 보려는 사람들이 그 틈새를 파고든다. 그래서 나는 이 글이 만약 고도 비만 환자 몇 사람이라도 더 설득하여 효과 있는 치료를 받고 최단 시간 내로 고도 비만에서 벗어나게 해 줄 수 있다면 이 글을 쓸 가치가 있을 것이라고 생각했다. 일종의 복음 전파이다.

나는 원통하다. 위고비를 투약하면서 대단한 노력이나 절제 없이 체중이 빠지는 것을 겪으니, 이걸 왜 내 나이 44세에 처음 맞을 수 있게 되었을까 하는 원통함이 있다.

이 약이 내가 대학생이었을 때부터 있어서 그때부터 맞았다면, 나의 20대, 30대는 좀 더 멋질 수 있었을 텐데. 그리고, 내 무릎과 발목이 덜 상했을 텐데.

그러나 한편으로는 지금이라도 위고비와 마운자로 덕분에 고도 비만 문제를 해결할 수 있게 되어 또한 얼마나 다행인가, 나는 좋은 시절에 살고 있구나 하는 생각도 해 본다.

우리나라는 미국에 비해 위고비와 마운자로의 약제 가격이 훨씬 낮다. 이 점도 나에게는 감사한 일이다.

내가 겪은 위고비의 부작용

누군가가 나에게 “위고비를 투약하면서 부작용을 겪지는 않았습니까?”라고 묻는다면, 나는 부작용이 분명히 있었다고 말하겠다. 물론 내 주위에서 위고비를 투약하면서 용량을 5단계(2.4mg)까지 점진적으로 올려서 사용하는 과정에서 전혀 부작용이 없다고 하는 사람도 있으나, 나는 그렇지 않았다.

특히, 아침에 기상하여 오전 10시 정도까지 나타나는 구역감은 무시하지 못할 정도였다. 이 때문에 나는 위고비 5단계로 6개월 이상 투약하다가 마지막에는 4단계(1.7mg)로 감량하였다. 그럼에도 어느 정도의 구역감은 남아 있었다.

사실 나는 위고비를 투약한 이후로 10개월 동안 실제로 구토를 한 적은 한 번도 없었다. 그러나 1.7mg으로 용량을 줄인 뒤 5회째 투여한 날(2025년 8월 21일) 아침에는 볶은 김치와 밥을 조금 먹고 나서 식탁에 앉아 있다가 갑자기 구역질이 나서 전부 게웠다.

8월 23일 저녁에는 집에서 돼지갈비를 먹은 뒤 마찬가지로 구토 증세가 나타났다. 그러므로 내가 위고비를 맞으면서 실제로 구토까지 한 경우는 두 번이다. 마운자로는 위고비에 비해 상대적으로 구역과 구토감이 덜하다고 하니, 서둘러 마운자로로 약을 변경해야겠다고 생각하게 되었다.

이 외의 부작용은, 변비와 설사이다. 비만 대사 수술을 받기 전의 나는 '많이 먹고 많이 싸는' 사람이었다. 하루에 두 번이나 세 번씩도 쾌변했다. 내 처는 항상 나에게 핀잔을 주곤 했다.

"너무 많이 먹으니, 변도 많이 보잖아!"

나는 전혀 신경 쓰지 않았다. 그런데 위고비를 맞으면서는 2~3일 만에 한 번 정도로 뜸하게 대변을 보는데, 이것도 정상변과 설사가 약간 섞이는 그런 느낌일 때가 많았다. 변이 마려우면 참기가 어렵고 배가 사르르 아플 때가 많아서 얼른 화장실에 가야만 한다.

주변의 누군가가 마운자로나 위고비를 맞았는데 소화기 부작용이 너무 심해서 더 이상 맞을 수 없었다고 말하면, 그 사람이 고도 비만 환자인지 아닌지를 먼저 확인할 것을 추천한다. 고도 비만 환자가 아니면서 위고비나 마운자로를 맞아서 생긴 부작용을 호소하는 것은 이 약을 사용하는 것이 의학적으로 권

장되는 대상은 아니었을 가능성이 크다. 그러니 그런 말을 귀담아들을 필요가 없다.

나는 고도 비만 환자들이 위고비나 마운자로를 맞았을 때 정상인들보다 소화기 부작용을 덜 느낄 것이라고 본다. 왜냐하면 고도 비만 환자들의 식욕과 소화 능력은 대체로 매우 강해서 해당 약물들 때문에 생긴 부작용을 누를 수 있기 때문이다.

위고비와 마운자로의 부작용이라 불리지만 내 생각에는 부작용이 아닌 것들

위고비와 마운자로의 부작용으로 탈모를 이야기하는 것에 나는 동의하지 않는다. 왜냐하면 비만 대사 수술을 받은 환자들도 급격한 체중 감소 도중에서의 반드시 탈모를 경험하기 때문이다.

남성 환자뿐만 아니라 여성 환자도 급격한 체중 감소 도중에는 탈모를 겪는다. 나 역시 위 소매 절제술을 받은 후 초기 체중 감소기에 자고 일어나면 베개에 머리카락이 숭숭 빠져 있는 것을 보았다. 주위 사람들이 머리숱이 줄어든 것 같다고 이야기했다.

그러나 나는 신경 쓰지 않았다. 체중이 빠지는 것이 즐거웠고 어차피 머리카락은 나중에 회복되기 때문이다. 체중 감소 중의 탈모는 남성형 탈모처럼 모근이 없어지는 것이 아니다. 영양 부족으로 머리카락이 빠지는 것이다. 따라서 나중에 체중 감소

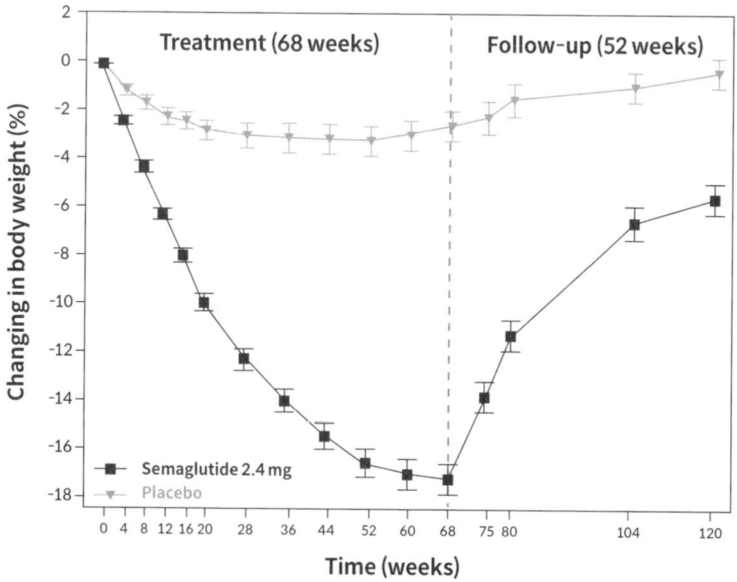

Semaglutide(위고비) 68주 사용 후 중단 시 체중 변화 그래프.
Placebo는 위약(가약)이며, 위고비 중단 시 약 50주 만에
상당한 체중 재증가가 이루어짐을 알 수 있다.

출처: Wilding JPH, Batterham RLB, Davies M, et al. Weight regain and cardiometabolic effects after withdrawal of semaglutide: The STEP 1 trial extension. Diabetes Obes Metab. 2022; 24:1553-64

가 더뎌지거나 체중이 안정 상태에 이르게 되면 다시 머리숱은 회복된다. 그리고 실제로 그렇게 되었다. 위고비나 마운자로 투약 후 체중 감소와 함께 나타나는 탈모는 약의 부작용이라고 보기에는 어폐가 있다.

또 하나 위고비와 마운자로의 부작용으로, 이 약을 끊었을 때 요요 현상이 나타난다는 점을 지적하는 사람들이 있다. 나는 이 주장에도 동의하지 않는다. 고도 비만은 세트 포인트의 문제다.

위고비와 마운자로의 치료 원리는 외부에서 합성된 호르몬 유사 물질을 투여함으로써 뇌와 몸을 속여서 기존의 세트 포인트가 새로운 세트 포인트로 향할 수 있도록 하는 것이다. 따라서 이 외부 합성 호르몬 유사 물질이 더는 몸에 공급되지 않는다면, 원래의 세트 포인트를 향해 돌아가도록 뇌와 몸이 태세를 갖추고 맹렬히 그 과정을 실시하게 된다. 이 사실은 이 책의 앞부분에서도 내가 강조했던 바이다.

비만 치료제를 끊고 나서 요요 현상이 나타난다는데, 이게 어째서 비만 치료제의 부작용일까? 혈압약을 먹으면서 혈압을 잘 조절하더라도 혈압약을 끊으면 혈압이 다시 올라간다. 이 현상을 혈압약의 부작용이라고 하는가?

고도 비만이라는 질환은 고혈압과 마찬가지로 외부 개입을 통해 세트 포인트를 변경시켜야 하는 병이다. 이 사실을 이해하지 못한 사람들이 위고비와 마운자로 중단 시의 요요 현상을 약물 부작용이라고 보는 것 같다.

일부는 위고비와 마운자로의 부작용으로 '우울증'을 거론하기도 한다. 이 역시 잘못된 이야기라고 본다. 위고비와 마운자로라는 약 자체가 우울증을 유발하지는 않는다. 고도 비만 환자들은 먹는 데서 즐거움을 찾는 습관에 익숙해져 있는 경우가 많다. 그런 즐거움이 현저히 감소하므로 삶의 낙 한 가지가 없어져 우울해질 수 있다는 것으로 이해해야 한다.

실제로 고도 비만 환자들은 생활 속의 스트레스나 불안을 해소하기 위해 끊임없이 먹는다. 맛있는 것을 많이 먹는 행위를 통해 마음의 위로를 받고 안정을 찾는다. 그런데 본인이 체중 감량을 하려고 마음먹고 자발적으로 섭취량을 줄인 데다가 위고비와 마운자로가 주는 식욕 저하나 소화 지연으로 섭취를 많이 할 수 없는 상황이 되면, 더 이상 이런 행위에서 즐거움을 찾을 수 없다.

다시 말해, 본인 의지로 섭취량 제한을 하기만 해도 우울해질 수 있으므로 위고비나 마운자로 때문에 우울증이 나타날 수 있다는 주장은 설득력이 떨어진다.

"위고비나 마운자로를 맞고 먹는 즐거움이 없어지면 어떻게 살 수 있습니까?"

어떤 고도 비만 환자가 나에게 이렇게 묻는다면, 나는 다음과 같이 대답할 것이다.

> "체중이 감소하여 정상 체중에 접근하기 시작하고 본인의 겉모습이 개선되고 본인 몸에 있는 근골격계 통증 등 모든 문제가 없어지거나 증상이 가벼워지는 것을 경험하면 기분이 좋아집니다. 먹는 즐거움을 잃은 것 이상의 보상이 있습니다."

오히려, 본인의 고도 비만을 치료하지 않았을 때 나타날 수밖에 없는 건강과 외모의 악화, 근골격계 질환 등이 주는 우울감이 훨씬 더 심각한 문제라고 본다.

위고비와 마운자로의 부작용으로 췌장염, 담낭염 등도 알려져 있다. 그러나 이러한 합병증의 발생 빈도는 사실 매우 낮다. 특히 식사량 감소가 오래 지속될 때 발생하는 담즙 정체로 담석 형성 위험이 증가하고 담즙 정체성 슬러지sludge가 생겨 담낭염이 생길 가능성도 당연히 고려해야 한다. 위고비와 마운자로 성분이 직접적으로 담낭염의 원인이 된다고 볼 수 있는지가 의문스럽다는 말이다.

위고비와 마운자로를 투여받고 식욕이 잘 억제되어 평소 섭취량보다 식사량이 현저히 줄었고 그런 이유로 담낭염의 발생 가능성이 커진다면, 그것을 약의 부작용이라고 할 수 있을까?

위고비나 마운자로를 투여받았지만, 식욕이 저하되지 않는 비반응자non-responder라면 췌장염 및 담낭염의 가능성이 커지지도 않을 것이다. 앞에서 거론했던 탈모, 요요 현상, 우울증 등의 모든 증상을 겪지 않게 될 것이다.

영양 상태가 이전과 같으면 탈모가 올 이유가 없고, 체중이 감량되지 않았으니 요요 현상이 올 리가 없다. 그리고 계속 먹는 즐거움을 유지하는데 우울증이 왜 오겠는가?

위고비와 마운자로의 투약 비용

위고비와 마운자로의 투약 비용에 관해서도 이야기하지 않을 수 없다. 동료 교수들과 만나서 대화하는 자리에서, 내가 위고비 주사를 맞고 있다고 이야기했더니, 위고비에 관해 잘 모르는 교수가 나에게 물었다.

"그것 언제까지 맞아야 합니까?"

"기약이 없습니다. 평생 맞아야 할 수도 있지요."

"그 약이 상당히 비싼데, 노인이 되어서도 그 약의 비용을 내면서 계속 맞을 수가 있을까요?"

나는 웃었다. 그 질문은 두 가지 측면에서 어리석다.

첫 번째는 그 비용이 무서워서 고도 비만을 약물 치료 없이 해결해 보려고 하면 필시 실패할 텐데, 고도 비만을 해결하지 못하고 그대로 가진 상태로는 노인이 되지 못할 수도 있기 때문이다. 노인이 되기 전에 고도 비만의 여러 가지 합병증으로 이미 사망하거나 영구 장애 상태에 들어갈 가능성이 크다는 것이다.

여러분도 잘 관찰하시기를 바란다. 고도 비만, 초고도 비만 환자가 넘쳐나는 미국에서도, 의외로 70세 이상 고령이면서 초고도 비만(BMI 35 이상)인 사람이 상대적으로 수가 적다.

왜 그럴까? 그 나이가 되기 전에 심혈관계 질환 등 합병증으로 사망하기 때문이다(62쪽 그래프 참조).

두 번째는 이러한 약들이 영원히 지금의 가격이리라고 생각하는 것이 타당하지 않다는 점이다.

신약은 대개 특허가 풀리기 전인 초기에 가격이 비싸고, 해가 지나면서 점점 가격이 내려간다. 그리고 그사이에 경쟁사에서 더 좋은 약이 나올 수도 있다. 일단 수단과 방법을 가리지 말고 고도 비만에서 벗어나는 것이 중요하다. 하루라도 빨리 벗어나야 고도 비만으로 몸에 축적되는 악영향을 피할 수 있다.

위고비와 마운자로의 비용이 터무니없이 비싼가? 우리나라 기준으로는 그렇다고 말할 수 없다고 본다. 2025년 8월 기준으로 위고비 2.4mg 4주분 펜 하나, 또는 마운자로 5mg 4주분 펜 4개 세트를 처방받는 데에 처방료와 약값을 합해 저렴한 곳은 약 38~42만 원 정도면 가능하다.

1년을 52주라고 하면, 이 처방을 13회 받아야 하므로 500~550만 원 정도가 된다. 1년에 500~550만 원이라고 하면 상당한 돈이라고 생각되지만, 실제로는 꼭 그렇지가 않다.

많은 사람이 피트니스클럽에서 PT를 받거나 피부과에서 피부 관리를 받거나 필라테스 개인 교습 등을 받으면서 1년에 수백만 원씩 지출한다. 이런 비용에 비하면 위고비와 마운자로를 투여받는 데 드는 비용은 그리 큰돈이 아니다.

고도 비만을 치료하지 못해서 서서히 몸이 망가져 가고, 최종적으로 몸에 큰 문제가 생겼을 때는 비용을 아무리 많이 들여도 복구할 수 없거나 사망하게 된다. 위고비나 마운자로를 투여받음으로써 고도 비만에서 벗어나고 정상 체중 범위에 들어가 큰 어려움 없이 그 범위 내에서 체중을 유지할 수 있게 된다면, 각종 PT나 피부 관리, 개인 교습 등보다 훨씬 뚜렷한 효과를 보게 될 것이다.

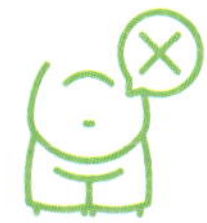

위고비와 마운자로가 통하지 않는 고도 비만 환자

정작 GLP-1 유사체, 위고비라는 약과 관련하여 걱정해야 할 것은 아마도 이 약이 전혀 또는 거의 효과를 보이지 않는 환자들이 있다는 점인 듯하다.

성인이 된 후 어느 순간부터 나는 안 좋은 일을 당했을 때 이런 말을 되새기곤 했다.

'돈으로 해결할 수 있는 일은 그래도 다행이다.'

세상에는 돈으로 해결할 수 없는 문제가 많다. 고도 비만도 나에게는 그런 문제 중 하나였다. 나는 비만 대사 수술까지 받았는데에도 얼마 지나자 다시 자제력을 잃었다. 무절제한 식사를 멈추지 못하고 체중이 증가하는 상황을 겪으면서 나의 비만은 정말 해결 방법이 없을지도 모른다는 절망을 느꼈다. 어떤 이유로 내가 인생 내내 이런 형벌을 받게 되었을까 하는 의문도

가졌다.

그러나 다시 체중 감량을 하기로 마음먹고 나서 위고비를 투여하면서 효과를 보았고, 이제 고도 비만은 내 약간의 노력과 돈으로 해결할 수 있는 문제가 되었다.

문제는 이 약이 모든 환자에게 효과를 보이지는 않는다는 데 있다. 환자에게 위고비나 마운자로를 처방하는 의사들의 의견도 그렇고, 직접 투여해 본 환자들의 경험도 그렇다. 식욕이 거의 줄지 않았다든가 체중이 전혀 줄지 않는다고 하는 '효과를 못 보는 사람들non-responders'이 분명히 있다.

어째서 그런지는 모르겠다. 아마도 고도 비만에 이르게 되는 여러 가지 경로 중에서 위고비나 마운자로로 끊을 수 없는 경로로 고도 비만에 이른 환자들이 있는 것 같다.

그렇다면 그런 사람들에게는 희망이 없는가? 나는 그렇게 생각하지 않는다. 현재 우리나라에서 처방받을 수 있는 두 가지 GLP-1 유사체 비만 치료제는 위고비, 그리고 그 이상의 약효를 보인다고 알려진 마운자로가 있다. 위고비로 충분한 효과를 못 봤다면 마운자로를 써 보고, 필요하면 비만 대사 수술을 받아서 시너지 효과를 보는 것도 나쁘지 않다. 일찍 죽고 싶지 않다면 수단과 방법을 가리지 말고 고도 비만에서 탈출해야 한다.

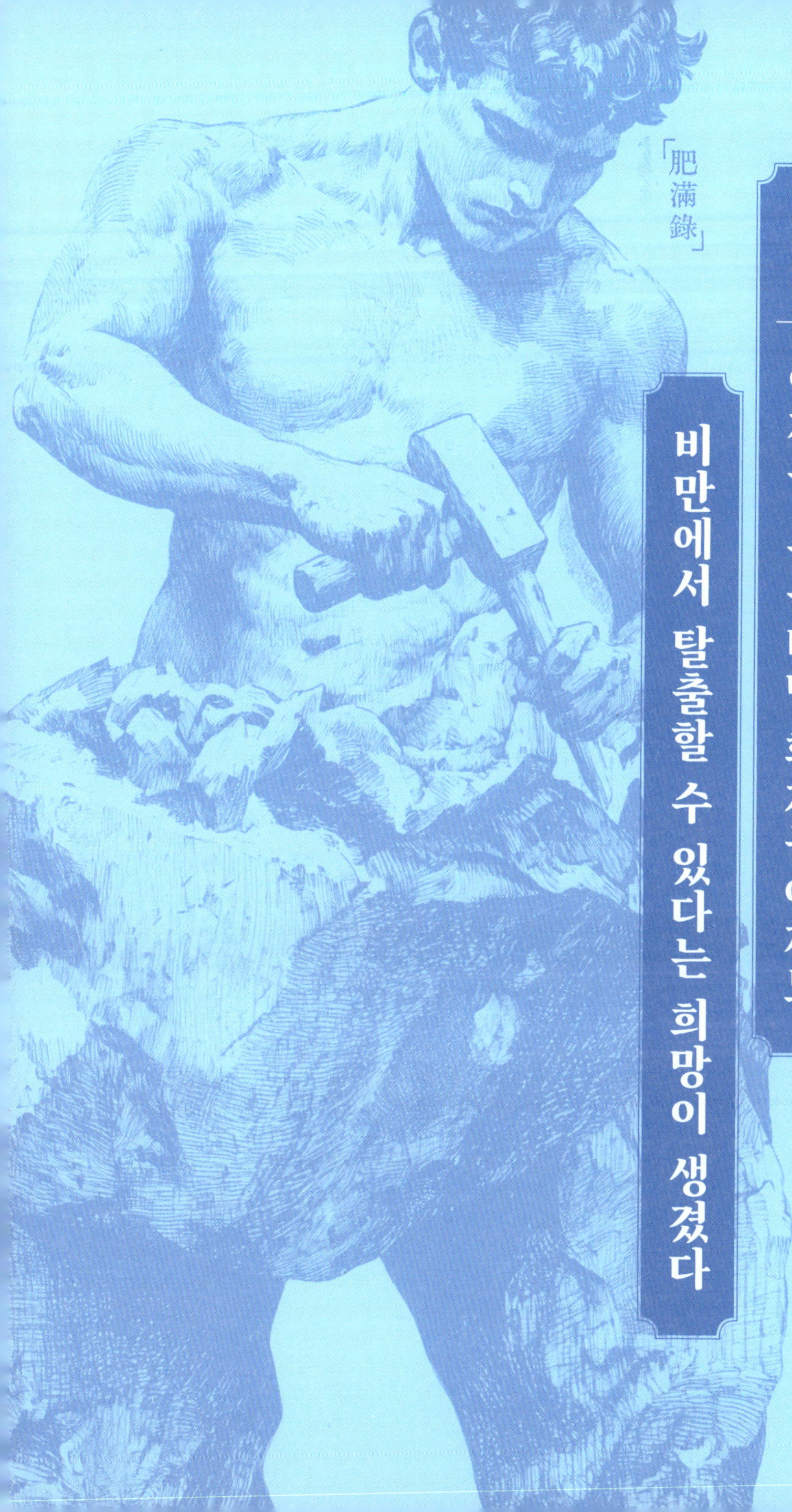

제 4 장

이제는 고도 비만 환자들에게도 비만에서 탈출할 수 있다는 희망이 생겼다

「肥滿錄」

고도 비만 환자의 운동

고도 비만 환자가 된다는 것이 어떤 의미인지 모르는 많은 일반인은 고도 비만 환자에게 운동해서 살을 빼라고 말한다. 그러나 이것만큼 허황된 말도 드물다. 비만 환자는 운동을 하고 싶어도 못한다. 체중이 감소해야 운동할 수 있다.

운동을 하다가 다칠 위험이 매우 크고, 운동을 할 수 있을 정도의 체력도 안 된다. 어느 정도 BMI를 넘어서면, 걷기 운동을 하는 것만 해도 무릎과 발목에 크게 무리가 간다. 뛰는 것은 말할 것도 없다.

근육 운동을 하라는 의견도 있으나, 근육 운동도 고도 비만에서 벗어나야 본격적으로 할 수 있다. 내 경험에 비추어 보자면, BMI 30 미만이 되어야 그나마 운동을 시작해 볼 만한 정도의 조건이 된다. BMI 30 이상이면 러닝 머신을 뛰어도 무릎과 발목을 먼저 걱정해야 한다.

그러면, 고도 비만 환자는 운동하지 말란 말인가? 아니다. 고도 비만 환자는 다른 방법으로 BMI 30 이하가 되도록 해 놓는 게 먼저다. 그다음에 서서히 운동을 시작해야 한다. 내가 주장하는 그 다른 방법은 위 소매 절제술과 같은 비만 대사 수술을 받거나 최근 소개된 위고비와 마운자로 같은 약제를 사용하는 것이다.

피트니스 클럽에서 개인 지도Personal Training, PT를 시행하는 강사 대부분이 고도 비만 환자의 운동에 관해 잘 이해하지 못하고 있는 것 같다. 고도 비만 환자가 정상 체중인 사람을 흉내 내어 운동하기란 상당히 힘들다. 또 위험한 일이다.

운동은 건강해지기 위해서 하는 것이다. 그러나 운동의 목적이 체중 감량이라면, 온종일 운동에 매달려야 뚜렷한 효과를 기대할 수 있다. 아니, 온종일 운동에 매달려도 효과가 없을 가능성도 크다. 직장 생활을 하고 가족들을 챙겨야 하는 사람에게 운동만으로 체중을 감량하거나 감량 상태를 유지할 수 있을 정도로 운동에 많은 시간과 노력을 들이라고 조언하는 것 자체가 현실성이 떨어진다.

우리 주변에는 운동 중독 상태인 사람이 드물지 않게 있다. 근력 운동에 몰입하는 사람도 있고, 마라톤을 뛴다는 사람도 있다. 나는 그들을 항상 마음속으로 부러워했다. 나도 운동 중독인 사람들처럼 운동하면서 행복하고 운동이 즐거웠으면 좋겠다고 생각했다.

그러나 고도 비만 환자에게 운동이 행복하고 즐거울 수는 없다. 너무나 숨이 차고 관절이 아프다. 무엇 하나 잘되는 것도 없으니, 성취감을 느끼기도 어렵다. 어떤 이들은 하프 마라톤에 나간다고 하고, 배일 10km 달리기를 한다는 사람도 있는데, 고도 비만 환자인 나는 1km를 쉬지 않고 뛰는 것도 간단치 않았다.

2024년 9월에 다시 체중 감량을 결심하면서 나는 일주일에 세 번 이상 양재천을 달리는 운동을 시작했다. 그러나 5.5km 정도 코스를 진행하는 동안, 초기 1km 정도나 겨우 뛰는 것 비슷하게 할 수 있었다. 그 뒤로는 몇백 미터 걷다가 몇백 미터를 뛰는 식으로 겨우 5.5km를 채웠다.

2024년 10월에 위고비를 처음 맞았을 즈음에는 내 운동 패턴에 큰 차이가 생기지 않았다. 그러나 체중이 90kg에 근접할 정도로 내려가자, 운동 능력이 눈에 띄게 좋아졌다. 초기에는 1km를 겨우 달릴 수 있었는데, 점점 3km까지 늘어나더니, 나중에는 5km로 늘어났다.

연습량이 그리 많지 않았기 때문에 짧은 시간 내에 달릴 수 있는 거리가 늘어난 것은 체중 감량의 정도에 비례했다고 생각한다. 즉, 체중이 감소하니 달릴 수 있는 거리가 금방 늘어났다. 몹시 추운 겨울과 몹시 더운 여름에는 아파트 상가 지하의 피트니스 클럽에서 달리거나 병원에 있는 피트니스 클럽에서 달렸고, 이를 제외하면 양재천을 계속 달렸다. 5km를 쉬지 않고 달릴 수 있게 되니 운동이 괴롭다고만 생각했던 마음이 없어졌다. 애플 워치로 1km마다의 페이스를 점검하면서 내가 잘하고 있는지 확인하는 재미도 있었다.

2025년 가을을 맞이하면서 내 관심사는 과연 양재천 5km를 30분 내로 달릴 수 있을까 하는 것이었다. 지난 봄까지는 31분 30초 정도가 지금까지 달린 기록 중에 가장 좋았다. 이번 여름 내내 러닝 머신에서만 달렸기 때문에 양재천에서의 달리기가 어떨지 이번 가을(2025년 가을)에 확인할 수 있을 것이라고 생각했다. 나는 2025년 9월 27일 처음으로 양재천 5km를 29분 33초에 주파하는 개인 기록을 세웠다. 비만 환자인 나에게는 일반인의 마라톤 풀 코스 네 시간 완주에 비견할 수 있을 만큼 중요한 성취였다.

위고비로 체중을 감량하니 운동을 더 잘할 수 있게 되었고, 운동에 재미도 붙일 수 있게 되었다. 중고등학교 때 오래달리기를 하면 항상 꼴찌일 뿐 아니라 끝까지 달리는 상태를 유지하지도 못하고 터벅터벅 걸어서 골인 지점에 들어왔다. 그러던 내가 제법 길게 달릴 수 있게 되니, '나에게 이런 능력이 있었나?' 하는 놀라움도 있었다.

애플 워치를 이용해서 꾸준히 운동을 기록하면, 간접 추정의 방법을 이용하여 VO_2max(최대 산소 섭취량)을 계산해서 보

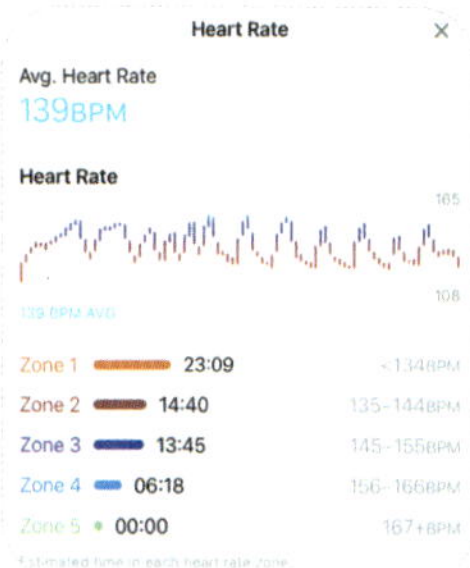

2024.10.15

96.9 kg

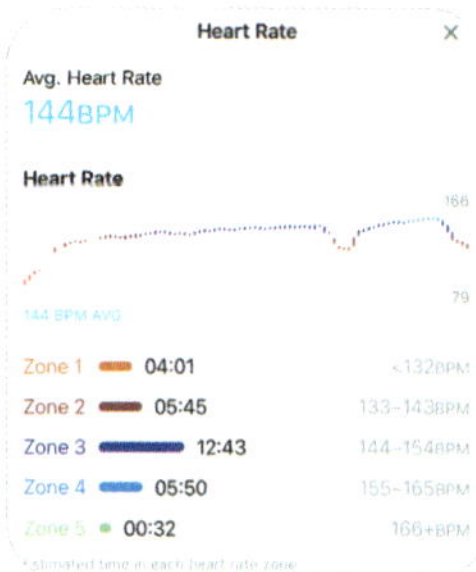

2024.12.26

86.5 kg

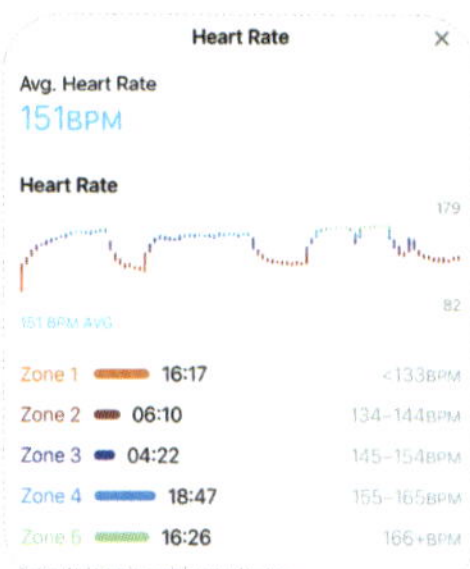

2025.03.15

84.6 kg

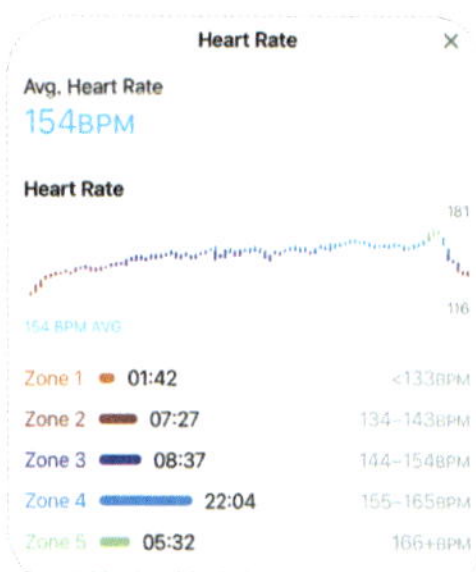

2025.05.06

84.0 kg

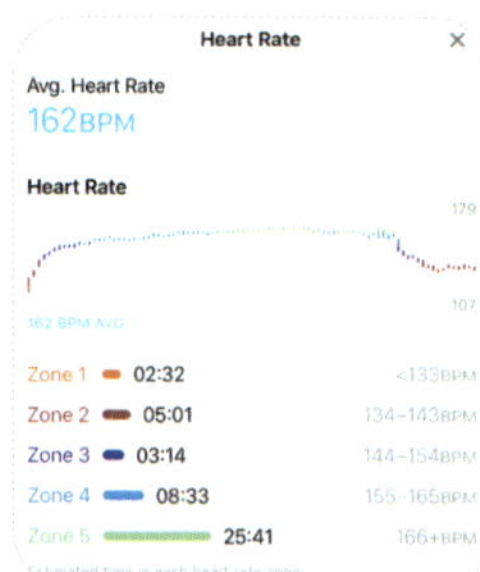

2025.06.08

83.5 kg

애플 워치로 기록한 양재천 달리기의 심박수 기록.
초기에는 뛰는 상태를 계속 유지하지 못해서 걷는 경우가 많았다.

여 준다. 2024년 9월에 운동을 시작할 때쯤에는 VO_2max 20 정도의 극도로 낮은 값을 보이다가, 12개월 동안 점차 상승하여 지금(2025년 11월)은 대략 38 정도에 있다.

VO_2max는 유산소 운동 능력을 가늠할 수 있는 지표로 나이를 고려하여 그 높음과 낮음을 평가한다. 내 나이에서는 38이 낮은 값이기는 하지만, 지난 12개월 동안 운동을 중단하지 않고 해오면서 조금씩 상승했다는 점이 나에게는 고무적인 일이었다.

위고비나 마운자로를 투여받은 비만 환자들의 사례를 확인해 보면, 많은 경우 별다른 운동을 하지 않아도 체중이 감량된다.

그러나 나는 체중을 감량하기 위해서 달리는 것이 아니다. 오래된 수도관에 낀 녹을 제거하듯 내 혈관을 청소한다는 마음가짐으로 달린다. 전공의-펠로-집도의를 거치면서 수많은 심장혈관 수술에 들어가서 동맥 경화가 진행한 대동맥, 관상 동맥, 말초 동맥을 보았기에 조금이라도 혈관의 노화를 늦추고자 하는 마음이다.

고도 비만 환자가 비만 대사 수술이나 비만 치료제(위고비, 마운자로 등)를 써서 체중을 많이 감량하면, 식사량은 대개 줄어든다. 하지만 선호하는 음식이나 음료수 마시는 습관 등은 몸이 그 쾌감을 기억하므로 쉽게 바꾸기 어렵다. 그러나 하지 못하던 운동을 시작하고 즐겨 할 수 있게 될 사람들은 상당히 많다.

고도 비만 환자 중 상당수가 한강을 달리는 사람들을 보며

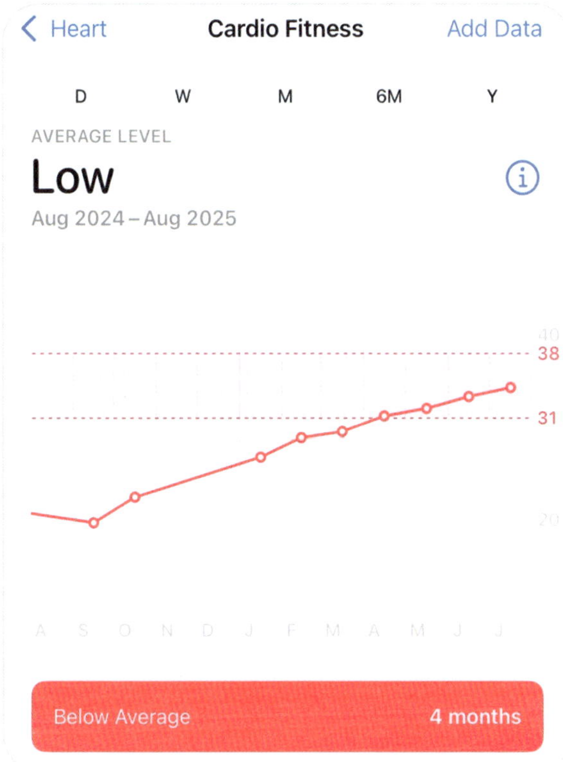

2024년 9월부터 2025년 7월까지의
VO_2max 변화(애플 워치로 간접 측정)

자기들도 그렇게 달리고 싶다고 생각한다. 피트니스 클럽에서 러닝 머신을 달리는 사람을 볼 때도 마찬가지다. 피트니스와 트레이닝을 전문으로 하는 강사들이 진심으로 고도 비만 환자들을 돕고 싶다면 비만 대사 수술과 비만 치료제의 사용을 응원해야 한다. 그렇게 함으로써 그들이 운동을 시작하고 지속하여 건강을 되찾을 수 있도록 도와줘야 한다.

사람들이 쉽게 미신처럼 믿는 것이 있다. 누구나 무엇이든 노력하면 잘할 수 있다는 말이다. 하지만 이것만큼 허황한 말도 없다. 연습하고 노력하면, 아예 안 한 것보다는 조금 나아질 수 있다. 하지만 남들이 대단하다고 평가할 만한 경지에 도달하려면, 그것을 가능하게 하는 소질과 환경이 있어야 가능하다. 즉, '할 만하니까 하는 거다'라는 말이다.

공부도 마찬가지고, 운동도 마찬가지고, 음악이나 미술 재능도 마찬가지다. 밤새워 공부하고 입시에서 최고의 성적을 얻는 것도, 철인 3종 경기에 나가서 높은 성적을 얻는 것도, 쇼팽 콩쿠르에서 우승하거나 올림픽에서 금메달을 따는 것도 마찬가지다.

성공한 사람들이 노력하지 않았다는 이야기가 아니다. 할 만했다는 말은, 노력하면 이룰 수 있을 정도가 되니 한 거란 말이다.

그 사실을 인정하지 않으면 인생이 굉장히 힘들어진다. BMI

25~26 정도밖에 안 되는 사람이, 몸이 좀 무거워진 듯해서 저녁 식사를 거르거나 줄이고 운동을 좀 했더니 5~6kg 정도를 몇 달 만에 뺄 수 있었다고 이야기하는 스토리는 흔하다.

그런 사람들이 고도 비만 환자에게 체중 감량에 관해 훈수를 두기도 한다. 당연히 이런 말은 고도 비만 환자에게는 의미가 없는 이야기이다. 왜냐하면 고도 비만은 이미 정상에서 벗어나도 너무 크게 벗어난 질병 상태이기 때문이다.

비만 대사 수술이나 비만 치료제는 고도 비만 치료를 불가능에서 가능으로 바꿔 준다. 고도 비만 환자에게 운동이란 할 만한 일이 아니지만, 체중이 크게 줄어들면 운동이 할 만한 일로 바뀐다. 그러면 계속 운동할 수 있게 되고, 더 건강해질 수 있다.

고도 비만 치료의 경제 효과

고도 비만 치료를 위해 비만 대사 수술을 받을 때 드는 총비용은 본인이 받는 수술의 종류와 동반 질환으로 인한 검사의 다양성에 따라 차이가 있을 수 있다. 하지만 비용이 건강 보험에서 상당 부분 지원되기 때문에 500만 원을 넘지 않는 경우가 대부분이다.

위고비나 마운자로의 1년 투약 비용은 현재 우리나라 건강 보험에서 지원해 주지 않지만, 넉넉히 잡아도 600만 원을 넘지 않는다고 본다. 한 달에 50만 원꼴이다.

고도 비만에서 거의 완전히 벗어나게(BMI 25 이하 달성) 해 주고 이것을 유지하는 데 1년에 600만 원이 든다면, 이 비용이 감당 가능한 정도인지 생각해 보자. 이 비용을 감당할 수 있는지를 판단하기 위해서는, 단순히 한 달에 50만 원 정도 든다는 비용만을 따질 것이 아니다. 고도 비만 상태에서 벗어났을 때

얻을 수 있는 경제적 이득을 계산해 보려는 노력도 필요하다.

정상 체중 범위에 있는 사람들과 비교했을 때 고도 비만 환자가 지닌 경제적 불리함에는 어떤 것이 있을지 한번 생각해 보자. 우선 고도 비만 환자들은 정상 체중 범위에 있는 사람들에 비해 취업 기회가 훨씬 적다. 입시를 비롯하여 시험공부가 필요한 모든 분야에서도 고도 비만 환자는 고득점을 취득하기 불리하다.

수면의 질이 낮고, 오래 앉아 있기가 힘들다(드러누워야 하고). 많이 먹으니, 식곤증도 잘 온다. 공부를 열심히 하려고 해도 상당한 체력이 필요한데, 고도 비만이지만 체력은 좋다는 경우는 있을 수 없다.

육체노동이 위주인 직업을 얻고자 하더라도 고도 비만 환자에게는 기회가 없다. 체중이 많이 나가는 사람은 힘이 셀 것이라는 편견이 있는데, 이는 약간만 타당하다.

체중이 많이 나가는 사람은 일상생활에서 본인의 무거운 몸을 거동하는 데 이미 큰 힘이 필요하므로 체지방량과 함께 근육량도 늘어나 있는 경우가 많다. 그러나 이 상황이 실제로 무거운 짐을 옮기는 일을 하는 데는 별 보탬이 되지 않는다.

고도 비만 환자는 이미 정상 체중인 사람이 자기 몸에 수십 kg의 짐을 지고 있는 상태와 마찬가지이므로 정상 체중인 사람들에 비해 쉽게 관절에 무리가 오고 다치기도 쉽다. 따라서 육체노동을 할 때도 고도 비만 환자가 훨씬 불리하다.

서비스업에 종사하려고 해도 고도 비만 환자는 기회를 얻기 어렵다. 남녀를 불문하고 외모가 경쟁력인 이 시대에 고도 비만은 서비스업을 위한 최적의 조건과 거리가 멀다. 아무리 인테리어를 잘해 놓고 아름답고 사치스럽게 공간을 꾸며 두어도, 최종적으로 그 공간에서 고객을 맞이하는 직원은 미남 미녀까지는 아니어도 정상 체형의 사람이어야 한다.

고도 비만인 직원이 땀을 뻘뻘 흘리며 터져 버릴 것 같은 옷을 입고 고객을 맞이하러 나오는 순간 그 공간의 격은 떨어진다. 누구나 이름만 대면 알 만한 5성급 호텔, 귀빈들을 주로 모시는 식당의 직원 중에는 BMI 30이 넘을 것으로 보이는 사람이 드물다.

이를 차별이라고 비난할 텐가? 외모도 상품 가치다. 같은 인건비를 지급해야 하는데, 고도 비만 환자를 굳이 채용해서 영업에 조금이라도 불리해지는 상황을 고용주가 왜 감당하겠는가?

본인이 실제로 겪어 보지 않으면 정말 알기 어려운 일도 있다. 바로 옷과 관련된 것이다. 백화점 남성복 코너에 가면 각 매장에서 점원들이 통로 근처에 나와 서서 자기가 일하는 매장에 방문하라고 호객하는 경우가 많다. 그런데 내가 들어서면 호객하려던 점원들이 멀리서 멈칫하더니 호객 행위를 멈춘다.

왜 그럴까? 처음에는 이유를 몰랐다. 그러나 곧 알게 되었다.

점원들이 나를 멀리서 보고는 '저 사람에게 맞는 사이즈의 옷이 우리 매장에 없다'라고 생각했기 때문이다. 나에게 판매할 수 있는 옷이 없으니 호객할 이유가 없는 것이다. 그래서 나는 백화점 남성복 코너에서 옷을 사 본 일이 거의 없다.

그러면 어떻게 옷을 살까? 전공의 시절에는 병원 밖으로 나올 일이 거의 없고 병원에서 살다시피 하기에 옷이 많이 필요하지 않았다. 1년에 한두 번 정도 이태원에 가서 '큰옷'이라고 적혀 있는 점포에 들어가서 대충 훑어보다가 사이즈가 맞는 것이 있으면 디자인을 따지지 않고 그냥 샀다.

결과는 최악이었다. 원래 패션의 기본은 몸매, 패션의 완성은 얼굴이라는 말이 있다. 고도 비만 환자는 이 기본(몸매)과 완성(얼굴)에 전부 큰 문제가 생기니, 무엇을 입어도 엉망이 된다. 패션 감각이라도 있다면 체형을 보완하는 방법을 생각해 낼 수 있겠지만, 애초에 입을 수 있는 아이템이 매우 한정되어 있는 고도 비만인들은 패션 감각을 키우는 일 자체가 이미 어렵다.

그렇다면 고도 비만인데 인물은 좋은 그런 경우가 있을까? 서양인 중에서는 몸에 비해 얼굴은 상대적으로 살이 덜 쪄 있는 경우를 가끔 볼 수 있었지만, 우리나라에는 그런 경우가 별로 없는 듯하다.

공중 보건 의사로 군 복무를 했을 때는 해외 직구를 하는 방법을 알게 되어 우리나라에 없는 사이즈의 옷을 직구로 구매해

입었다. 이때는 나름 옷의 디자인 같은 것도 신경 쓸 수가 있었다.

그렇지만 해외 직구이므로 직접 입어 보고 살 수가 없어서 가끔 배송받은 옷의 사이즈가 내 몸에 맞지 않을 때도 있었다. 이러니 상대적으로 가격이 비싼 양복 같은 것은 구매하기가 참 어려웠다. 그 당시 맞춤 양복은 가격이 상대적으로 너무 비싸고 경험이 없어서 엄두를 내지 못했다.

양복 구매를 망설였던 다른 이유도 있다. 그건 내 몸무게가 계속 변하기 때문이었다.

나는 대략 92kg, 97kg, 102kg 정도에서 입을 수 있는 양복이 따로 있다. 총 여섯 벌이 있으니, 체중에 따라서 입을 수 있는 양복은 한두 벌로 제한되는 셈이다. 한 벌에 150만 원 넘게 주고 반맞춤으로 산 양복은 달랑 두 번 입고 장롱 속에 모셔 두었다. 102kg 정도에서 100만 원 정도에 맞춘 양복이 있는데, 디자인은 마음에 들지만 겨우 한 번 입고 나갔다. 이제 나는 몸무게가 81kg 정도라 도저히 그 양복을 입을 수가 없다.

셔츠나 바지도 마찬가지다. 옷장 속 내 바지는 포켓몬이 진화하듯 사이즈가 각각이다. 허리둘레가 38, 40, 42, 44인치로 내 몸 최하와 최고 사이즈에 맞춰서 구비되어 있다. 이런 식이다 보니 나는 1~2년에 한 번 학회 참석차 미국에 가게 되면, 학회장 근처의 아웃렛에 들러서 내 몸에 맞는 옷을 될 수 있으면 많이 구매해 왔다. 한 번에 200만 원어치 정도를 사 온 적도 있다. 옷을 입어 보고 살 수 있는 귀중한 기회이기 때문이었다.

실제로 고도 비만 환자는 직장을 구하지 못하거나 매우 소득이 낮은 직업에만 종사하는 경우가 많다. 그러나 고도 비만에서 벗어나 정상 체중 범위에 오면, 취업에 성공할 가능성이 커진다. 돈을 못 벌던 사람이 돈을 잘 벌 수 있게 되는 것이다. 소위 말해, '스펙'이 좋아진다.

아웃렛에서 평균 치수의 옷을 저렴하게 살 수 있으니, 의류비도 절약된다. 얼마 전 성인이 된 후 거의 최초로 85kg 이하로 체중이 감소하였을 때, 나는 한 프리미엄 아웃렛의 '빈폴' 매장에 가서 이월 상품이라 싸게 파는 허리 37인치의 면바지를 두 벌 사고, 거기서 파는 여름용 재킷도 두 벌 샀다.

그동안 나는 빈폴에서 나온 기성복을 지금껏 한 번도 입어 보지 못했다. 왜냐하면 내게 맞는 사이즈의 옷이 없었기 때문이다. 빈폴의 옷을 입을 수 있게 된 것은 개인적으로 매우 감동적인 경험이었다.

고도 비만의 경제적 효과 중 마지막으로 이야기하고 싶은 것은 식비 감소이다. 위고비 치료를 시작한 이후로 내 식비는 상당히 감소했다. 배달 음식을 시켜도 예전처럼 푸짐하게 시켜서 먹지 못하는데, 조금만 먹으면 배가 불러서 더 먹지 못하기 때문이다. 조금만 시키려고 하면 최소 주문 금액에 도달하지 못하여 배달 음식 주문을 포기하게 된다.

예전에는 혼자서 식당에 가서 식사하는 일에 아무 거리낌이 없었다. 그러나 이제는 1인분을 다 먹는 것도 쉽지 않기 때문에 혼밥도 거의 하지 않는다. 그냥 편의점에서 간편식이나 사 와서 먹거나, 집에 있는 음식으로 적당히 먹는다. 삼겹살이나 한우 같은 것을 사 와도, 예전에는 200g 정도는 혼자서 쉽게 먹을 수 있었지만, 이제는 그 절반 정도나 구워서 먹는다. 그나마도 밥을 아예 같이 먹지 않고 김치와 고기만 먹는다. 그러다 보니 식비가 크게 줄어드는 것은 분명하다.

이 모든 사실을 종합할 때, 고도 비만 치료제를 투약하기 위해 1년에 500~550만 원 내외를 지출하는 것은 결코 큰 부담이라 할 수 없다. 고도 비만 환자는 이미 인생에서 남들에게 씌워져 있지 않은 굴레를 쓰고 있는 것이나 마찬가지다. 이 굴레를 벗겨 주고 정상인으로 살아갈 수 있게 해 주는데 이 비용이 과도한가?

전혀 그렇지 않다. 그리고 이미 그 현상이 가시화되고 있는데, 비만 치료제 간에 경쟁이 붙으면서 비만 치료제의 가격이 조금씩 내려가고 있다. 나중엔 1개월에 10만 원 이하 비용으로 비만 치료제를 처방받을 수 있게 될 것이다. 세상은 발전하고 있지 않은가? 과학이 세상을 발전시키고 있다. 진보는 오직 기술의 발전을 통해서만 이루어진다.

2003년, 나는 당시 본과 3학년이었고, 순환기내과 실습으로

서울대병원 심혈관 조영실에 참관하러 갔다. 그때 나의 우신고등학교 선배님이신 순환기내과 김효수 교수님께서는 심혈관 조영실 조종실 한쪽 구석에 서 있던 나를 포함한 서너 명의 의대생들에게 다음과 같이 말씀하셨다.

"과학은 인류의 도전과 응전의 역사 속에서 발전해 왔다. 의학도 과학이다. 여러분은 그 사실을 잊지 말아야 한다."

나는 이 말을 지금까지도 곱씹고 또 곱씹어 생각한다. 찾아보니 이 말은 역사학자 아놀드 토인비가 한 말을 약간 바꾼 것이었다.

나는 확신한다. 진보progress는 오로지 기술의 발전을 통해서만 이루어진다. 그 외의 것들은 모두 말장난일 뿐이다. 따지고 보면 민주주의의 탄생, 신분제 폐지 등은 과학 기술의 발전을 통한 인류의 생산성 향상에 바탕을 두었다. 인류의 생산성이 비약적으로 발달하지 않았다면 인류가 위대하다고 주장하는 형이상학적 가치들은 등장할 기회조차 갖지 못했을 것이다.

Science Will Win

'Science Will Win'은 팬데믹 시기에 코로나 백신을 개발한 한 다국적 제약 회사의 벽에 내걸렸던 현수막이다.

나에게 이만큼 감동적인 메시지는 드물다. 전 세계인들이 코로나 팬데믹으로 고통받고 있던 시절, 정치인이나 종교인은 아무것도 해결해 주지 않았다. 오로지 과학만이 코로나 팬데믹 시기에서 벗어날 수 있게 한 지식과 해결책을 제시했다.

종두법을 발명하여 인류를 천연두의 공포에서 해방해 준 제너, 세균학을 발전시킨 파스퇴르, 인슐린을 약품으로 개발한 프레데릭 벤팅, 소아마비 백신을 만들어 특허를 내지 않고 공개해 버린 조나스 소크, 이런 분들을 생각한다.

가끔 뉴스에 어떤 종교인이 '성인聖人'으로 인정받았다는 내용이 나오는데, 나는 그런 종교인들보다 위에 열거한 과학자들이야말로 인류를 비극에서 구원해 낸 사람들이므로 성인聖人으로 추앙받아야 한다고 생각한다.

불치병이란 어떤 것을 불치병이라고 하는가?

여러 가지 정의가 있을 수 있겠지만, 이런 시각도 가능하다.

'아무리 돈이 많은 사람도 돈으로 해결하기 어려운 문제'

이런 관점에서, 나는 얼마 전까지 고도 비만을 불치병으로 생각해 왔다. 누구나 이름만 들으면 알 만한 세계적인 부자나 권력자들도 이 문제에서는 자유를 얻지 못하는 것처럼 보였기 때문이다.

그러나 이제 고도 비만은 불치병 타이틀을 곧 잃게 될 듯하다. 나는 이제 과학이 인류의 또 한 가지 골칫거리를 해결하는 데 성공하는 모습을 볼 것 같은 희망에 차 있다. 2040년의 의학 교과서에는 고도 비만이 역사 속의 질환으로 기록될 수도 있다고 생각한다.

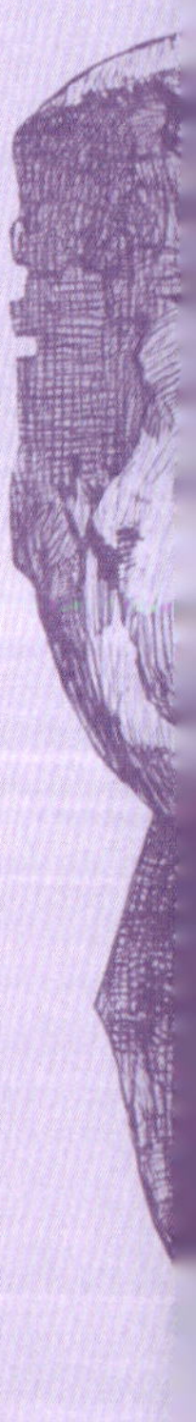

제5장
고도 비만 추가 정보

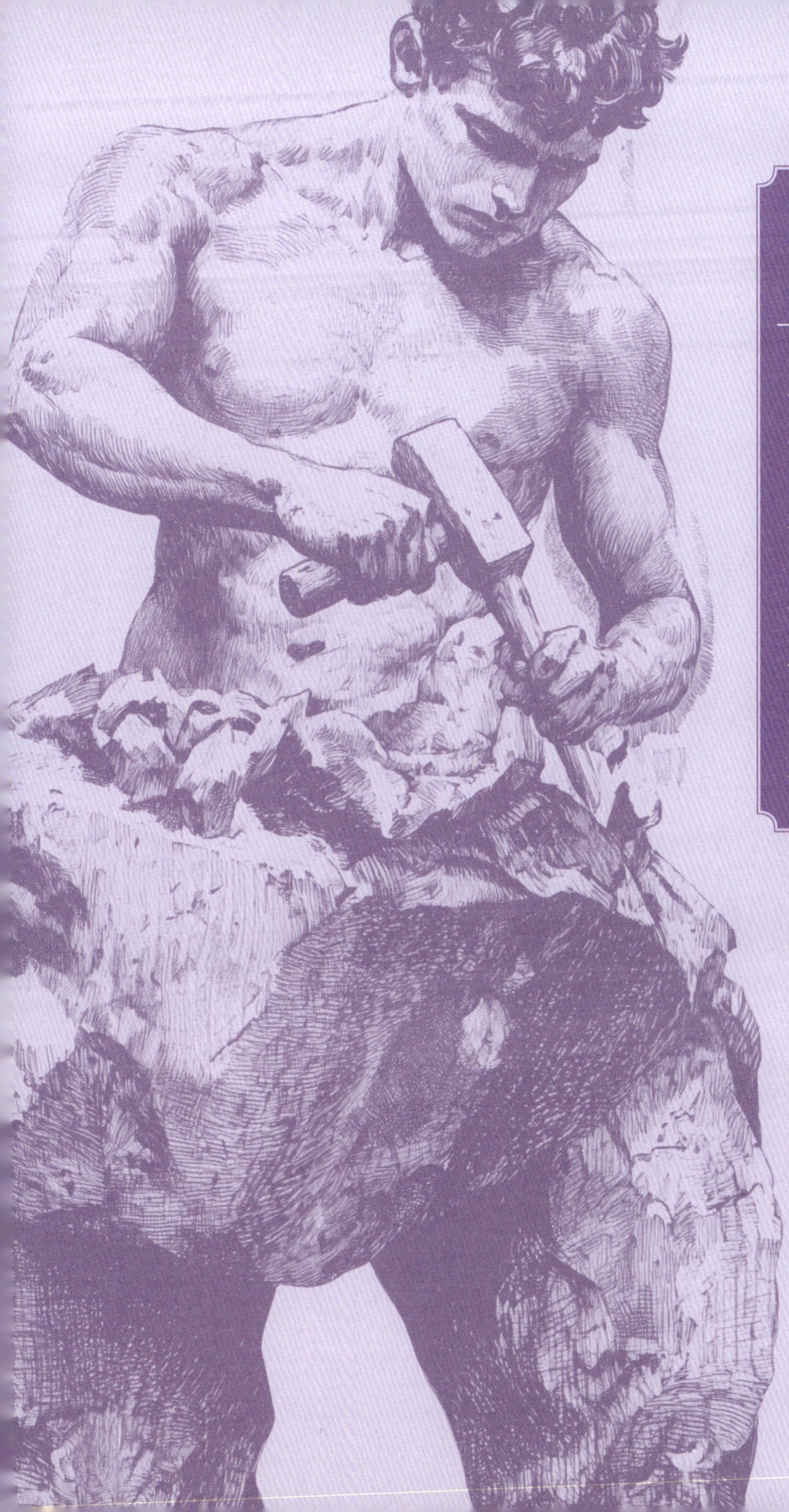

「肥満録」

BMI 계산법

BMI는 체중 ÷ (신장)^{2}로 나타낸다. 이때, 신장은 cm가 아니라 m로 환산해서 사용한다. 예를 들어, 키 180cm에 몸무게 100kg인 사람이 있다면, 180cm가 1.8m이므로 다음과 같이 계산한다.

$$\mathrm{BMI}\left(\frac{\mathrm{kg}}{\mathrm{m}^2}\right) = \frac{100\ \mathrm{kg}}{(1.8\ \mathrm{m})^2} = \frac{100\ \mathrm{kg}}{3.24\ \mathrm{m}^2} \fallingdotseq 30.9$$

위 같은 계산식을 직접 계산기로 계산할 필요는 없다. 웹에서 제공하는 BMI 계산기가 많이 있으므로, 그것을 사용하면 된다. 본인의 키와 몸무게를 입력하기만 하면 즉시 BMI를 알려준다.

위 계산식을 잘 들여다보면, 키가 180cm인 사람이 BMI를 1 감소시키려면 3.24kg을 감량해야 한다는 사실을 알 수 있다.

체중 10kg을 감량해야 BMI 3 정도를 감소시킬 수 있는 것이다. 이 사람이 BMI 25에 도달하고 싶으면 BMI 6 정도를 감소시켜야 하므로, 3.24 × 6 = 19.4kg 정도를 감량해야 한다.

고도 비만 단계별 진단표(BMI 기준표)

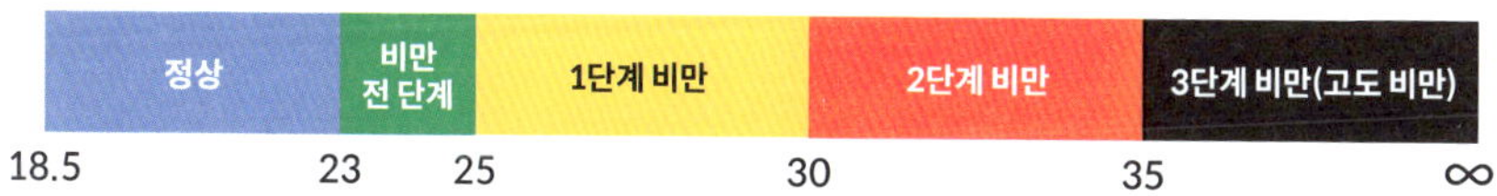

BMI에 따른 비만의 단계 분류. BMI 25 이상이면 비만이며, BMI 35 이상이면 고도 비만으로 보는데, 2단계 비만부터 이미 각종 질환 사망 위험이 커지며, 심뇌혈관 질환 위험도 많이 증가한다.

신장별 비만 단계 예시표

비만 → 2단계 비만 → 고도 비만 →

신장	BMI 23	BMI 25	BMI 30	BMI 35
155 cm	55	60	72	84
160 cm	59	64	77	90
165 cm	63	68	82	95
170 cm	66	72	87	101
175 cm	70	77	92	107
180 cm	75	81	97	113
185 cm	79	86	103	120
190 cm	83	90	108	126
195 cm	87	95	114	133

BMI를 바탕으로 하여 작성한 신장별 비만 단계 기준표 예시(성별 무관)

고도 비만에 따른 질병 위험표

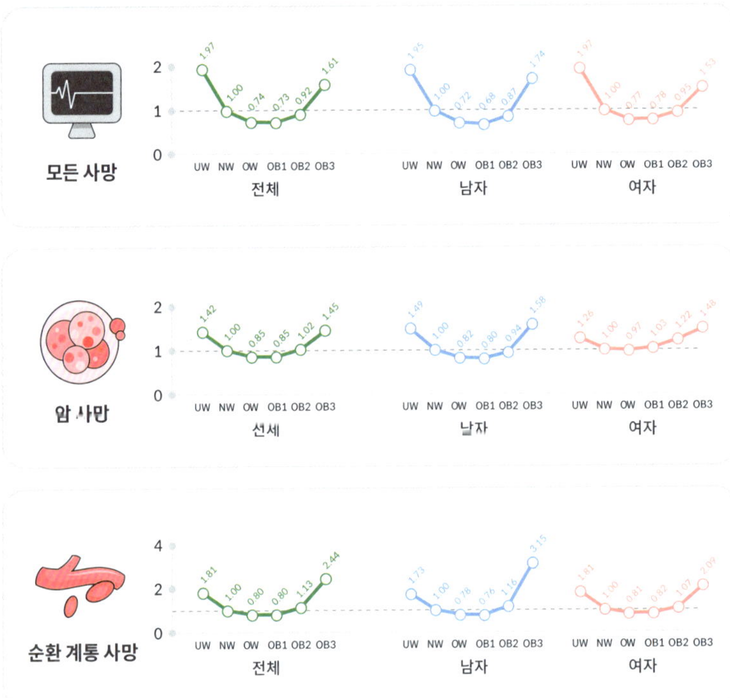

UW: 저체중 / NW: 정상 / OW: 비만병 전 단계
OB1: 1단계 비만병 / OB2: 2단계 비만병 / OB3: 3단계 비만병

비만병 단계별 모든 사망 및 원인별 사망 발생 위험비.
2단계, 3단계 비만병 단계로 들어가면서 사망 위험이 급격히 커진다.

출처: 대한비만학회 비만병 팩트 시트 2024

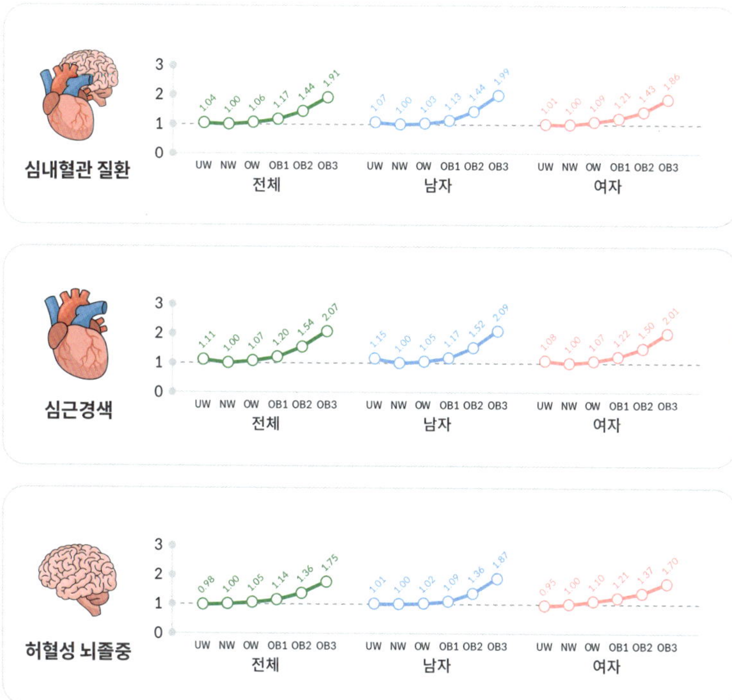

UW: 저체중 / NW: 정상 / OW: 비만병 전 단계
OB1: 1단계 비만병 / OB2: 2단계 비만병 / OB3: 3단계 비만병

비만병 단계별 심뇌혈관 질환 발생 위험비.
2단계, 3단계 비만병 단계로 들어가면서 심뇌혈관 질환,
심근경색, 허혈성 뇌졸중 위험이 급격히 커진다.

출처: 대한비만학회 비만병 팩트 시트 2024

위고비/마운자로 비교표

	위고비(세마글루티드)	마운자로(터제파티드)
제조사	노보 노디스크	일라이 릴리
FDA 승인	2021년 6월	2022년 5월
성분	GLP-1 유사체	GLP-1/GIP 유사체
흔한 부작용 (빈도순)	구역감, 설사, 구토, 변비	구역감, 설사, 변비, 구토
임상 시험 체중 감량 효과	2.4mg 68주 투여 시 평균 15% 감소	15mg 72주 투여 시 평균 23% 감소
용량 범위	• 1단계 – 0.25mg • 2단계 – 0.5mg • 3단계 – 1.0mg • 4단계 – 1.7mg • 5단계 – 2.5mg	• 1단계 – 2.5mg • 2단계 – 5mg 유지 권장 용량 • 3단계 – 7.5mg • 4단계 – 10mg 유지 가능 용량 • 5단계 – 12.5mg • 6단계 – 15mg 유지 가능 용량
심혈관계 질환 감소 효과	무작위 배정 연구에서 심혈관계 질환 감소 효과가 있는 것으로 이미 확인됨	무작위 배정 연구를 통해 심혈관계 질환 감소 효과가 있는지 확인하는 중임
투약 횟수 및 방법	일주일에 1회, 피하 주사	
국내 출시 주사 제형	• 1개의 펜으로 4주 투여 (4회 주사 가능) • 유통 과정에서 냉장 보관 권유 • 첫 사용 후 6주까지 상온 보관 가능	• 1주에 1개 펜, 4주분(4개 펜)이 처방 단위 • 유통 과정 및 가정 보관 시에도 냉장 보관(2-8°C) 권유 • 30도 이하 상온에서 21일까지 보관 가능
국내 출시 주사 제형 특징	• 주삿바늘 교체형 • 위고비 펜 처방 시 주삿바늘 4개 포함 • 원칙에 맞지 않으나 일부 환자가 1회 주사량을 임의 조절하여 사용하기도 함 • 주사 시 바늘이 노출되어 사용자의 확인 가능	• 주삿바늘 내장형 • 주삿바늘 교체 불가능 • 1회 주사량 임의 조절 불가능 • 주사 시 바늘이 노출되지 않음

위고비와 마운자로 투약 관련 FAQ

위고비나 마운자로를 언급할 때 매우 많이 받는 질문들을 모아 보았습니다. 부디 참고가 되었으면 합니다.

Q. 위고비나 마운자로를 언급할 때 가장 많이 거론되는 것은 역시 요요 현상입니다. 그리고 약을 끊으면 요요 현상은 올 수밖에 없습니다. 그러니 위고비나 마운자로는 맞으나 마나일까요?

A. 현재까지 발표된 연구 결과들은 비만 환자가 GLP-1 유사체 비만 치료제를 사용하여 체중 감량을 달성하였더라도, 투약을 중단하면 서서히 체중이 재증가한다는 사실을 보여 주고 있습니다. 그러나 투약 중단 시 체중이 재증가한다는 이유로 이 치료제를 꺼린다면, 그 또한 현명한 판단이 아닙니다.

고혈압과 비만에는 유사성이 많습니다. 고혈압과 비만은 그 상태에 노출되는 것 자체가 몸에 여러 가지 악영향을 끼칩니다. 혈압약을 생애 최초로 처방받는 환자분이 흔히 느끼는 의문이 있습니다.

'이 약을 한 번 먹기 시작하면 평생 끊을 수 없는 것 아닌가?'

또한, 이 의문 탓에 혈압약에 거부감을 품기도 합니다. 그러나 고혈압 치료에서 가장 중요한 목표는 고혈압 상태에 있는 시간을 줄이고 정상 혈압 범위에 있는 시간을 늘리는 것입니다. 고혈압 상태에 지속적으로 노출되면, 전신 동맥 경화, 관상 동맥 질환, 대동맥 박리증, 뇌출혈, 뇌경색 등의 발생 가능성이 증가하기 때문입니다. 어떻게든 혈압을 정상 범위까지 낮추고 그 상태로 오래 있도록 해야 고혈압을 치료하는 목표를 달성할 수 있습니다.

비만도 마찬가지입니다. 비만 상태에 머물러 있는 것 자체가 심각한 문제입니다. 비만 상태에 있으면 인슐린 저항성이 높아지고, 이 때문에 당뇨 발생 위험이 커지며, 혈압이 오르고, 온몸의 관절에 무리가 가고, 운동을 잘할 수 없는 상태가 유지됩니다.

따라서 자신이 비만인 상태라면, 고혈압을 판정받는 때와 마찬가지로 가능한 모든 효과적인 수단을 써서 비만에서 탈출해야 합니다. 나중에 다시 체중이 늘어날 가능성을 생각하여 지금의 비만 상태로 계속 살겠다는 생각은 현명하지 않습니다.

Q. 임신이나 수유 중 위고비나 마운자로 투여가 가능합니까?

A. 지금까지 두 약제 모두 임신이나 수유 중 투여에 관해 안전성이 확인된 바가 없으므로 투여하면 안 됩니다. 임신을 계획 중이라면 임신 전 최소 1~2개월 전에 약제 투여를 중단할 것이 권고됩니다.

장기 안전성 근거가 없으므로 임신과 수유 중 투여는 하지 않는 것이 타당합니다.

Q. 위고비나 마운자로 투여 시 근육량이 감소한다는데 어떻게 대처하는 게 좋을까요?

A. 비만 환자가 피트니스 클럽에 가면 첫 상담 시 대부분 체성분 분석을 받습니다. 그 결과는 비슷한데, 근육량은 신장에 비해 많고, 지방량은 신장에 비해 어마어마하게 많습니다. 이때 근육량이 많다는 점을 보고 흡족해하거나 긍정적으로 생각하는 것은 옳지 않습니다. 왜냐하면, 비만 환자가 근육량이 많은 이유는 그 무거운 몸을 운신하기 위해 몸이 적응한 결과일 뿐이기 때문입니다.

비만 대사 수술을 받았을 때도 마찬가지고, 위고비나 마운자로를 투여했을 때도 마찬가지입니다만, 체중이 감량되는 중에는 근육량도 감소합니다. 그러나 근육량 감소가 두려워서 이런 효과적인 비만 치료를 받지 않는다는 것은 현명한 판단이 아닙니다.

비만 환자들은 체중 감량 중에 지방량이 근육량보다 훨씬 빨리 감소하며, 고도 비만일수록 더 심합니다. 체중이 감소하면 근력 운동을 하기에도 더 유리하고, 유산소 운동도 훨씬 더 잘할 수 있게 됩니다.

웬만큼 운동에 철저히 시간을 할애하고 매진하지 않는다면 체중이 줄어드는 동안 근육량 감소를 완전히 막거나 근육량이 늘어나게 하기는 어렵습니다. 그러나 운동을 통해 근육량 감소 속도를 늦추고 지방량 감소에 비해 근육량이 훨씬 덜 빠지게 할 수 있습니다. 그러므로 걱정할 일이 아닙니다.

비만 대사 수술을 받거나 비만 치료제를 투여하고 있는 사람이 운동은 전혀 할 필요가 없다고 생각하여 조금의 노력도 하지 않는다면, 본인만 손해입니다.

Q. 위고비나 마운자로 투약 중 폭식했다면?

A. 위고비나 마운자로를 투약하는 중에는 보통 폭식을 잘 하지 않게 됩니다. 아니, 폭식하기가 어려운 몸 상태가 됩니다. 즉, 위고비나 마운자로 투약 전에 비해 소화가 원활하지 않습니다. 그렇지만 이 질문을 충분히 이해합니다. 왜냐하면 저도 위고비와 마운자로 투약 중에 맛있는 것을 먹고 싶다는 욕망이 완전히 없어지지 않았기 때문입니다. 그러나 저는 지금 '몸이 마음을 따라 주지 않는 상태'에 있습니다. 맛있는 음식이 앞에 놓여 있어도 조금 먹고 나면, '더 이상 못먹겠는데?'라는 느낌이 듭니다. 그 때문에 폭식할 가능성은 훨씬 작아집니다. 그런데도 폭식했다면, 아마도 곧 토하게 될 것입니다.

Q. 위고비나 마운자로 보험 처방 정보

A. 우리나라에서 위고비와 마운자로 처방 기준은 동일합니다. BMI 30 이상이거나, 또는 BMI 27 이상이면서 동반 질환(당뇨, 고혈압, 심혈관계 질환 등)이 있을 때만 전문의 처방이 가능하다고 되어 있습니다. 그러나 이 조건에 해당하지 않는다 하더라도 처방을 금지하는 법은 없습니다. 실제로는 미용 목적, 또는 약간의 체중 감량

목적으로 개원가 위주로 다수의 처방이 이루어지고 있습니다.

2025년 9월 현재 우리나라에서 위고비와 마운자로는 비급여 전문 의약품으로 분류되어 있습니다. 즉, 100% 본인 부담입니다. 아무리 BMI가 높은 고도 비만 환자라 하더라도 100% 본인 부담으로 약값을 내야 합니다. 일부 실손 보험(실비 보험)에서 특약 형태로 당뇨 등 몇몇 진단명과 결부시켜 보상해 주는 경우도 있다고 하나, 각 보험 계약마다 약관이 다르므로 확인이 필요합니다.

비만은 필연적으로 미래의 의료 비용 증가로 이어지고, 개인이 사회 구성원으로서 기능하는 데 지장을 초래하는 중대한 질병입니다. 이를 고려한다면, 고도 비만으로 진단된 환자들에게는 국민건강보험에서 비만 치료 비용을 커버해 주는 것이 타당하다고 저는 생각합니다.
그러나 아마도 여러 현실적인 이유로 아직은 시기상조인 듯합니다.

에필로그

OO에게

OO에게

OO야, 잘 지내고 있니? 형이 비록 너와 일면식도 없지만, 형이 의사로서, 그리고 같은 고도 비만 환자로서 OO를 볼 때마다 안타깝기도 하고 도와주고 싶기도 한 마음이어서 이렇게 편지를 쓴다. 겉으로 보이는 네 모습이 아무리 당당하고 힘있다고 한들, 너는 환자일 수밖에 없어. 병든 몸에 갇혀서 내내 고통받고 있지. 그런 너를 볼 때마다 나는 너무나 안타까워.

OO야, 너도 가끔 양복을 입기는 하더구나. 그런데 허리띠를 조여도 바지가 자꾸 흘러 내려가지? 형은 그래서 멜빵을 쓰곤 했어. 너도 바지가 자꾸 내려가면 당장은 멜빵을 써 보는 게 좋을 거야. 멜빵을 쓰면 어떤 경우에도 바지가 흘러 내리지 않아 아주 편하단다. 튀어나온 배 때문에 흘러내린 바지를 걸핏하면 추어올리는 행동은 남 보기에도 좋지 않잖아? 멜빵을 쓰면 굳이 그렇게 할 일이 없어져.

OO야, 너는 서서 양말을 신을 수 있니? 방바닥에 앉아서 다리를 몸 앞으로 해서 구부리고 발톱을 깎을 수 있니?

내 생각에는 아마 네가 이걸 해낼 수 없을 듯해. 그 정도 몸무게가 되면 서서 양말을 신거나 자연스러운 자세로 발톱을 깎기가 어렵거든. 그리고 혼자서 볼일을 본 후에 휴지로 뒤처리는 할 수 있니? 비데를 쓰니?

OO야, 너의 발목과 무릎은 어떻니? 혼자서 계단을 잘 내려갈 수 있니? 나는 아닐 거라고 생각해. 사람의 뼈, 근육, 인대가 견뎌 낼 수 있는 체중에는 한계가 있거든. 아마 너는 계단을 내려갈 때 무릎과 발목에서 위태위태한 느낌이 들 거야. 굽 높은 구두를 신을 때도 가끔 있는 것 같던데, 늘 조심했으면 해. 그러다가 발목 접질리면 꽤 오랫동안 고생한다. 자칫 잘못 넘어지면 인대가 끊어질 수도 있어.

OO야, 잠은 편하게 자니? 내 생각에 너는 분명히 코를 많이 골 테고, 수면 무호흡증으로 자다가 깨는 일이 많을 듯해. 여건이 된다면 아마도 양압기를 쓰고 있을지도 모르겠는데, 양압기라는 것이 적응하기 참 쉽지 않지. 그러나 양압기를 쓰지 않으면 자다가 숨이 막혀서 산소 포화도가 떨어지거나 혹은 숨이 차서 결국 잠에서 깨어나는 경우가 많을 텐데, 그것은 네 건강에 정말 좋지 않아. 주위에 그 사실을 알려 주는 의사가 있니? 아마 알려 주어도 네가 듣고 싶어하지 않을 수도 있겠지.

수면 무호흡증이 있으면 혈압이 많이 올라가. 그때는 혈압약을 먹어도 소용이 없어. 계속 그렇게 수면 무호흡 때문에 생긴 고혈압에 노출되면 네 혈관은 보통 사람보다 훨씬 빨리 늙을 거야. 그러면 남보다 훨씬 일찍 죽게 되는 거야.

OO야, 계속 그런 상태로 살지 마. 너는 형과 달리 술과 담배도 많이 한다고 들었는데, 너 정도의 고도 비만에 술과 담배까지 하면 50살 되기 전에 죽을 가능성이 상당히 커져. 형도 고도 비만 환자이기 때문에 의지만을 가지고는 체중 감량을 하기 어렵다는 걸 알아. 그건 절대적으로 불가능해. 그러니까 너는 의지만을 가지고 정상 체중에 도달해야겠다고 생각할 필요가 없어. 다행히 우린 지금 2025년에 살고 있잖아. 의학의 도움을 받으면 돼. 수술과 약물 요법이 있는데, 둘 다 받아도 괜찮고, 우선 수술이 무서우면 약물 요법을 먼저 받아도 돼.

분명히 효과가 있어. 너는 이제 더 이상 위에서 형이 이야기한 창피스럽고, 비참하고, 목숨이 위태로운 그런 삶을 계속 살지 않아도 돼. 하루라도 빨리 치료받아서 고도 비만으로부터 영원히 벗어나는 것이 네 남은 인생을 풍요롭게 하는 길이야.

네가 하루빨리 고도 비만에서 탈출하기를 기원하며, 이만 줄인다.

2025년 9월 17일

형우 형이

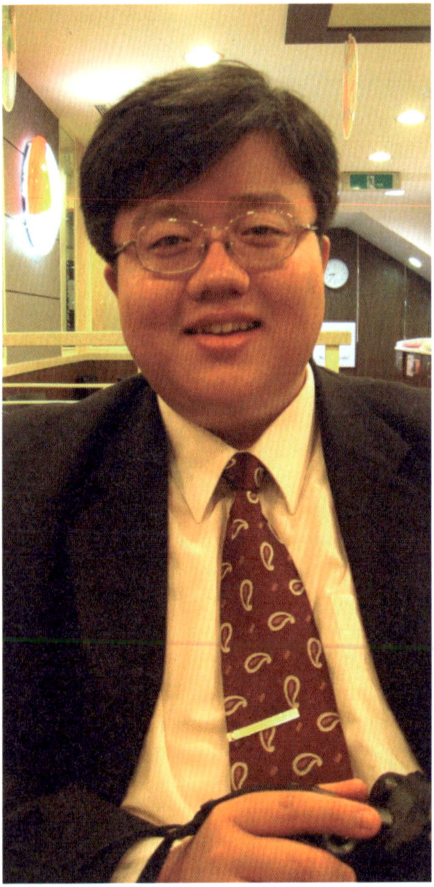

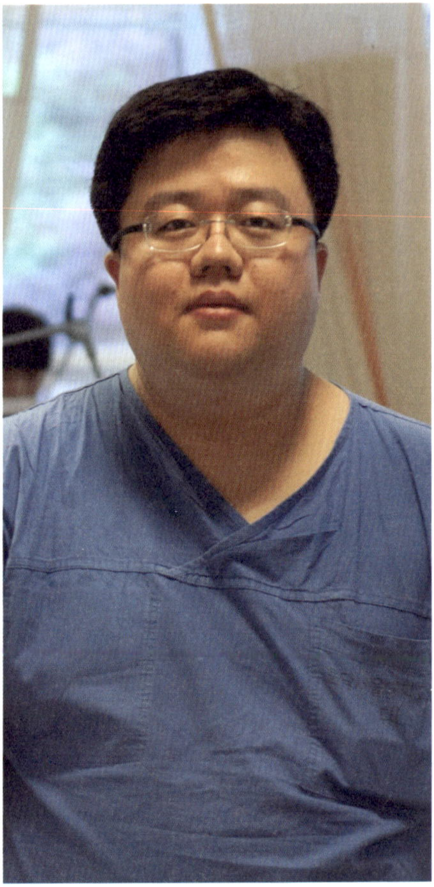

2003년 10월 18일

본과 3학년

2009년 5월 2일

전공의 4년차

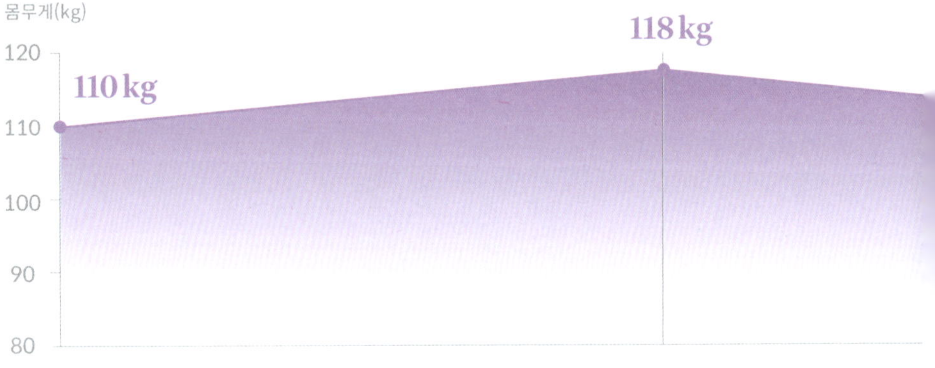

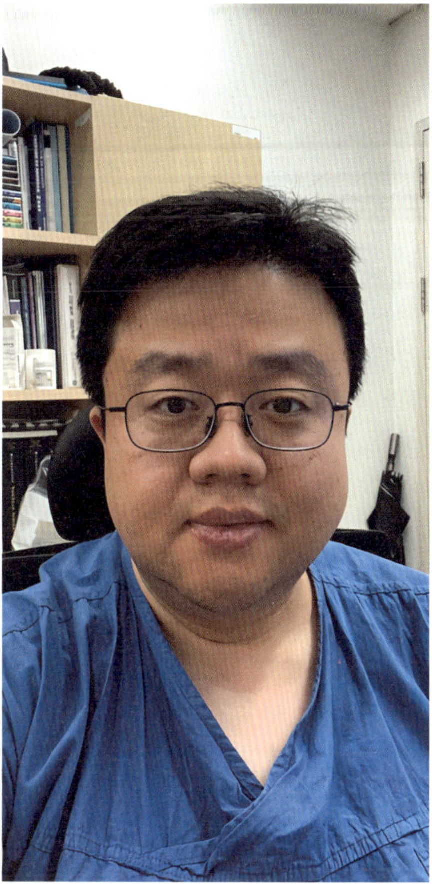

2019년 11월 5일

저탄고지 다이어트/삭센다

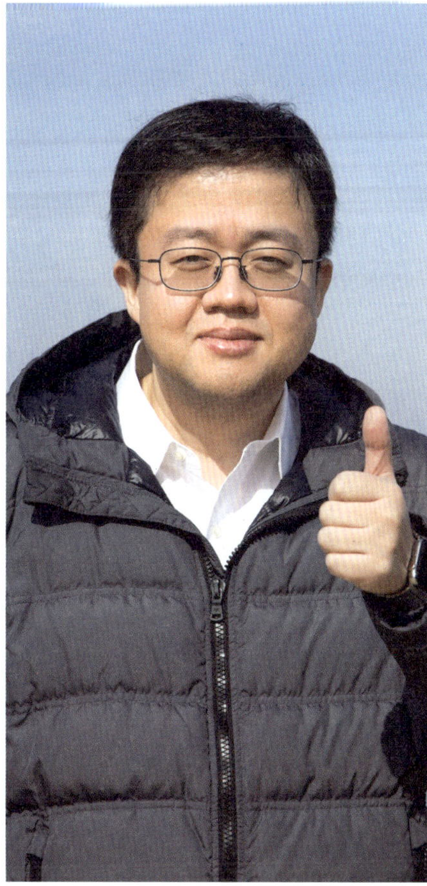

2021년 2월 11일

수술 후 5개월

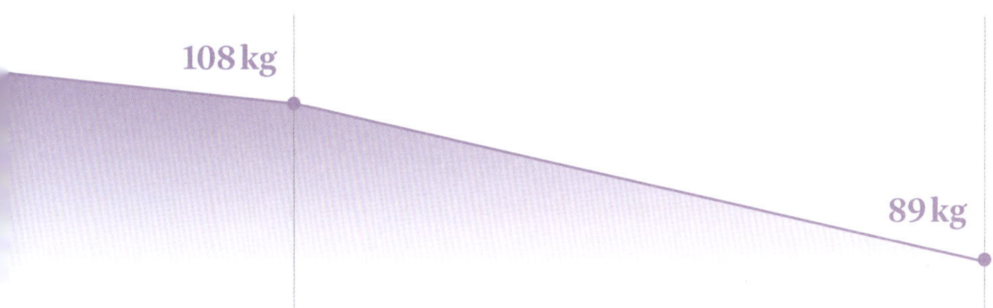

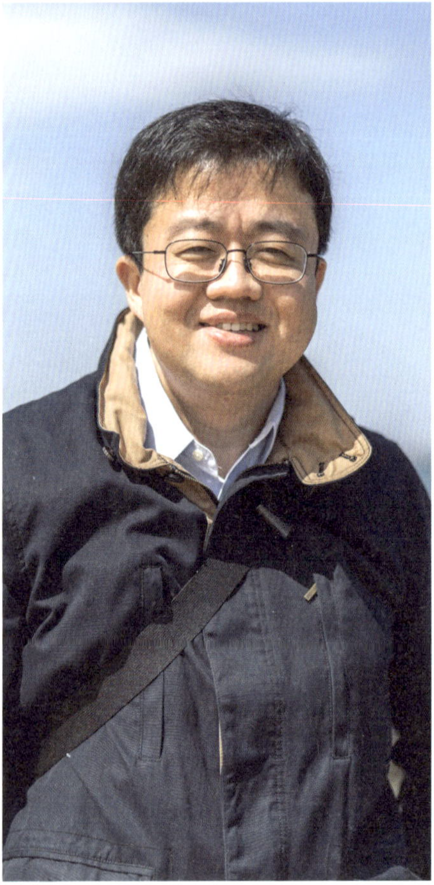

2022년 4월 1일

수술 후 1년 6개월

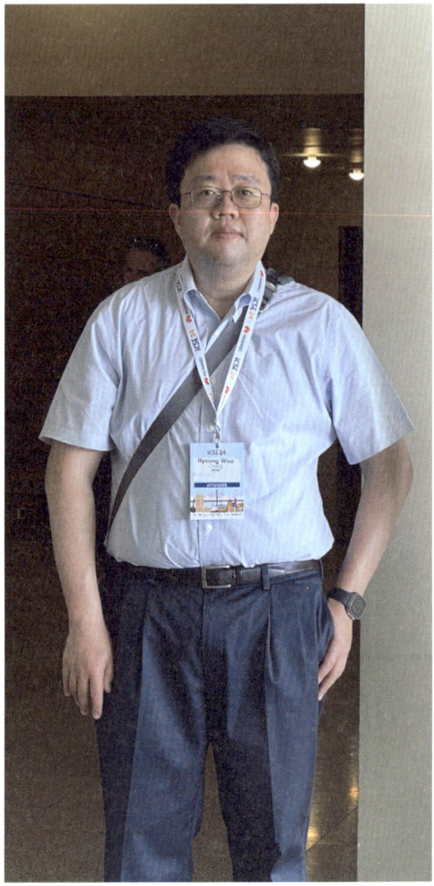

2024년 4월 17일

수술 후 3년 7개월

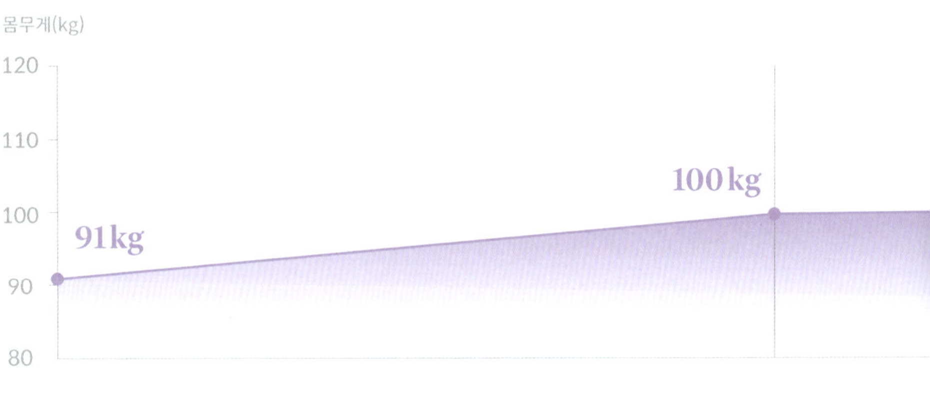

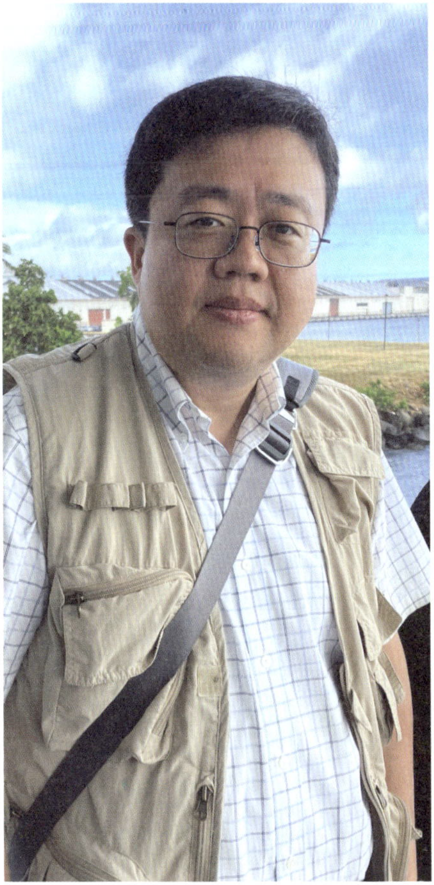

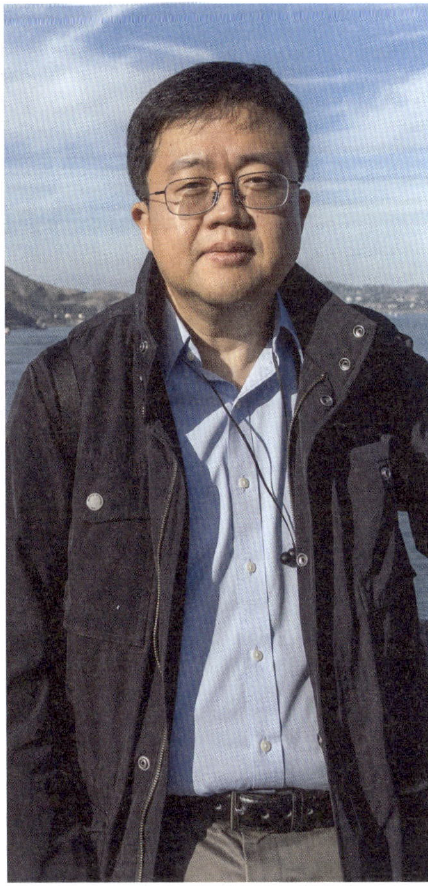

2024년 7월 12일

수술 후 3년 9개월

2024년 11월 10일

위고비 1개월째

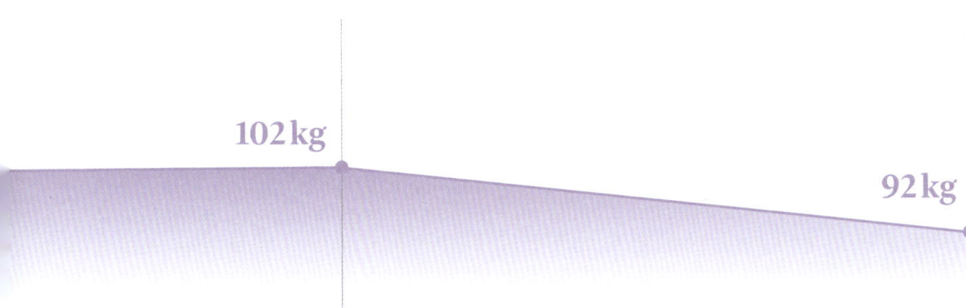

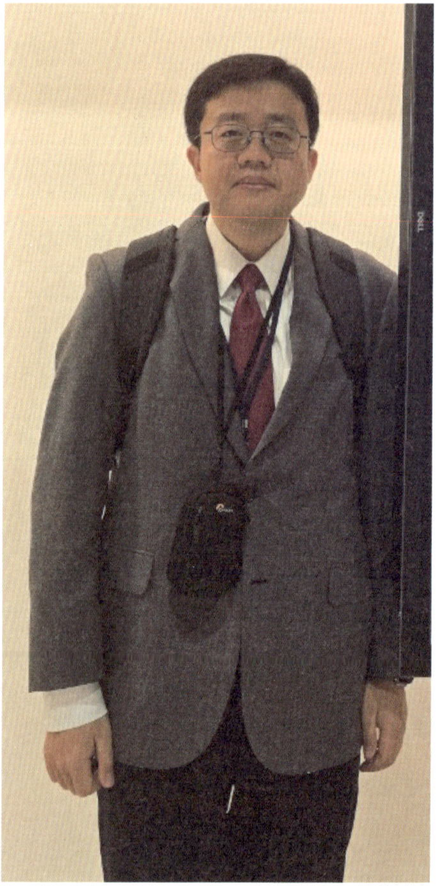

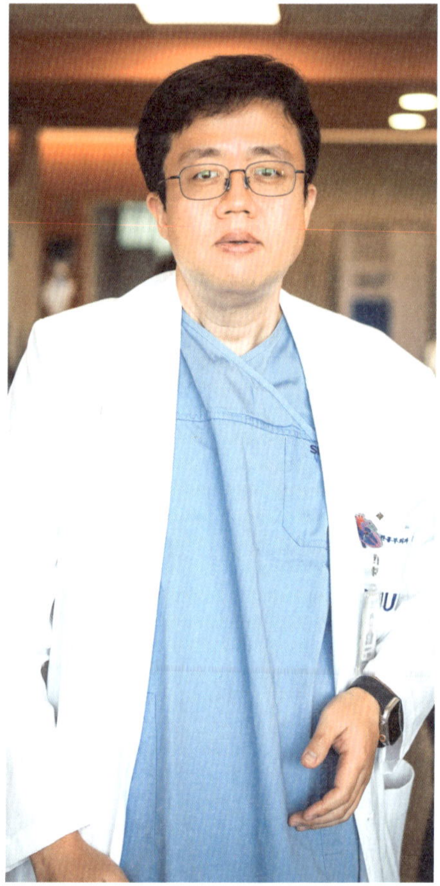

2025년 4월 25일

위고비 6개월째

2025년 6월 27일

위고비 8개월

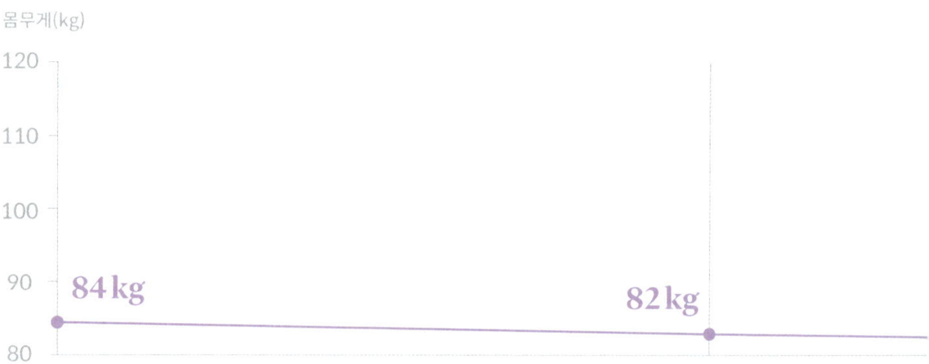

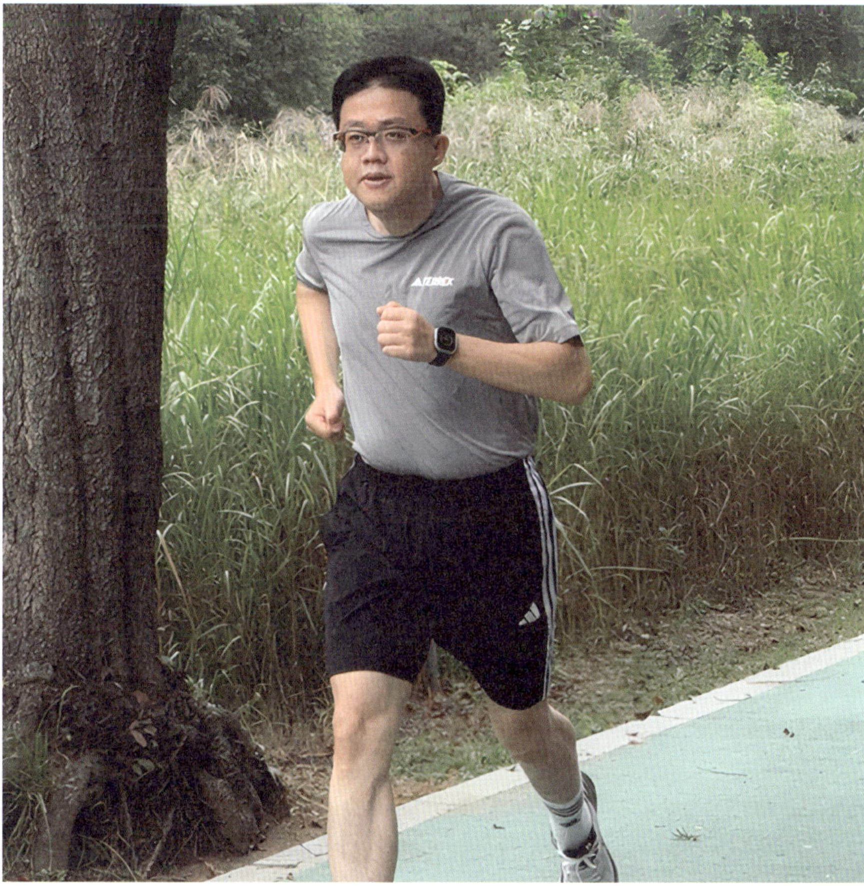

2025년 9월 27일

마운자로 1개월째

81kg

비만록
나는 마운자로를 맞는 의사다

초판 1쇄 2026년 1월 20일

지은이 장형우
발행인 유성권
편집장 이재선
책임편집 윤희영

디자인 김선예(아작)
마케팅 김호철, 최성규, 정명한, 김진형, 김모란,
노예련, 한태수, 임예설, 김지현, 윤정아
판형 145 × 210 mm

펴낸곳 아침사과
서울시 양천구 목동서로 211 범문빌딩 (우) 07995
전화 (02) 2654-5131 **팩스** (02) 2652-1500
웹사이트 www.medicalplus.co.kr
출판등록 2011년 1월 3일 제2011-000001호
ISBN 979-11-5943-542-3 (13510)

* Cover Illustration: Inspired by the artistic world of Víctor Hugo Yáñez Piña.

아침사과 는 (주)범문에듀케이션의 건강 도서 브랜드입니다.